ELSEVIER
URBAN & FISCHER

Shahrouz Porjalali

Lernkarten
Anatomie und Physiologie

Für Pflege- und andere Gesundheitsfachberufe

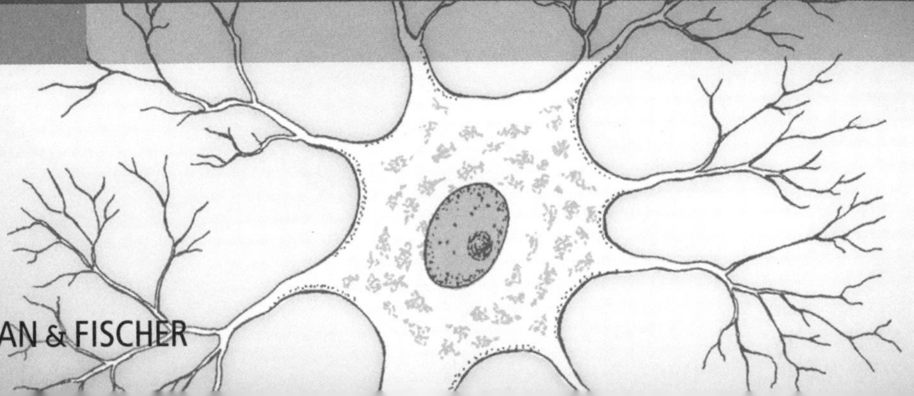

URBAN & FISCHER

Zuschriften und Kritik an:
Elsevier GmbH, Urban & Fischer Verlag, Hackerbrücke 6, 80335 München. Pflege@elsevier.de

Wichtiger Hinweis für den Benutzer
Die Erkenntnisse in der Medizin unterliegen laufendem Wandel durch Forschung und klinische Erfahrungen. Herausgeber und Autoren dieses Werkes haben große Sorgfalt darauf verwendet, dass die in diesem Werk gemachten therapeutischen Angaben dem derzeitigen Wissensstand entsprechen. Das entbindet den Nutzer dieses Werkes aber nicht von der Verpflichtung, anhand weiterer schriftlicher Informationsquellen zu überprüfen, ob die dort gemachten Angaben von denen in diesem Buch abweichen und seine Verordnung in eigener Verantwortung zu treffen.

Bibliografische Information der Deutschen Nationalbibliothek
Die Deutsche Nationalbibliothek verzeichnet diese Publikation in der Deutschen Nationalbibliografie; detaillierte bibliografische Daten sind im Internet über http://dnb.d-nb.de abrufbar.

2. Auflage 2009
1. Auflage 2006

Der Urban & Fischer Verlag ist ein Imprint der Elsevier GmbH.

11 12 13 5 4

Planung und Lektorat: Hilke Nüssler, Jeanine von Lacroix, München
Redaktion: Dominik Bürklein, Susan Sedlick, München
Herstellung: Gabriele Reuter, München
Satz: Mitterweger & Partner, Plankstadt
Druck und Bindung: Polygraf Print, Presov/Slowakei
Zeichnungen: Gerda Raichle, Ulm
Umschlaggestaltung: SpieszDesign, Neu-Ulm
Titelzeichnung: Gerda Raichle, Ulm

ISBN 978-3-437-26004-9

Aktuelle Informationen finden Sie im Internet unter **www.elsevier.de** und **www.elsevier.com.**

Mit den Lernkarten Anatomie und Physiologie ist Lernen kinderleicht!

Mit den Frage-Antwort-Lernkarten ist das Lernen von Anatomie und Physiologie für die Ausbildung von Gesundheitsfachberufen kein Problem mehr. Die Fragen der Lernkarten orientieren sich eng an den großen Ausbildungslehrbüchern. Sämtliche Inhalte sind **prüfungsrelevant** und eignen sich damit optimal zur Vorbereitung auf das Examen.

Neu: Die **interaktive Onlineanwendung** der Karten zum Lernen am PC. Kein Verknicken und Verlieren mehr, sondern Karten, die beliebig oft ausgefüllt werden können! Attraktive Zusatzfunktionen machen das Lernen noch leichter und effektiver.

Auf der Vorderseite jeder Lernkarte lesen Sie einen kurzen Einführungstext zum Thema und eine Frage. Auf der Rückseite finden Sie die Antwort sowie Erläuterungen zu Fachbegriffen. Verweise auf andere Lernkarten sind mit einem ☞ gekennzeichnet und dienen dem vernetzten Lernen von Inhalten.

Wichtige Fachbegriffe sind **fett** gekennzeichnet, die synonyme Bedeutung steht *kursiv* dahinter in Klammern. Die Kartennummer steht rechts oben auf der Karte, die Anzahl der Karten pro Kapitel ist rechts unten angegeben (z. B. 2/4 → 2. Karte von 4 in Kapitel 1). Durch diese übersichtliche Kartennummerierung können Sie die Karten zum Wiederholen jederzeit nach hinten sortieren und an der richtigen Stelle leicht wieder einordnen.

Nun kann's losgehen!

Viel Spaß beim Lernen und viel Erfolg bei der Prüfung!

Kapitelüberschrift

Kartenthema

Daumenregister

Kartennummer

Frageseite der Lernkarten (! auf der Rückseite = Antwortseite)

10 Atmungssystem

10.4 Kehlkopf

Der Kehlkopf *(Larynx)* ist ein röhrenförmiges Knorpelgerüst, der sich vom Zungengrund *(Tonsilla lingualis)* bis zur Luftröhre *(Trachea)* erstreckt.

Ergänzen Sie die Abbildung mit den korrekten Beschriftungen.

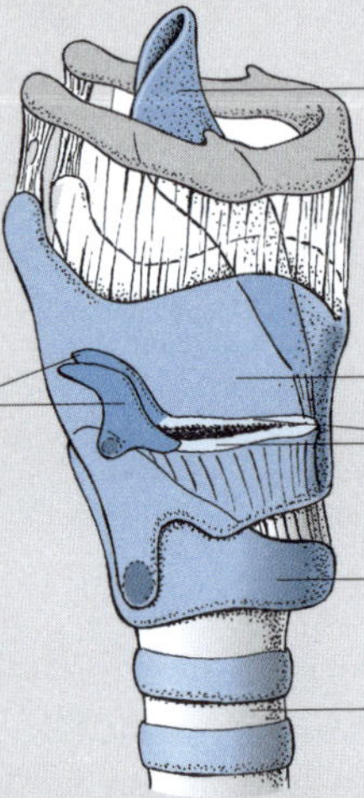

Abb. 10.1: Zungenbein und Kehlkopf

Kartenzahl pro Kapitel

BUCH PORTAL SERVICE www.pflegeheute.de

Ihre persönliche

PIN-Nummer

LDHTOFP-CD-CYOW-Y

Bitte beachten Sie, dass das Produkt nicht mehr zurückgegeben werden kann, sobald die PIN-Nummer freigelegt ist.
Weitere Informationen finden Sie im Hilfebereich unter www.pflegeheute.de/service

Mit dem Zugang zum PflegeHeute-Portal können Sie

- auf unterschiedliche Themenbereiche zugreifen
- mit exklusiven Zusatzinhalten arbeiten
- auf viele weitere multimediale Angebote zugreifen

Ihr Zugang zu unserem PflegeHeute-Online-Angebot auf www.pflegeheute.de:

1. Wenn Sie oben die Beschichtung freirubbeln, finden Sie darunter Ihre **individuelle PIN-Nummer.**
2. Gehen Sie im Internet auf www.pflegeheute.de oder www.elsevier.de. Dort können Sie sich für das PflegeHeute-Angebot registrieren.
3. Schalten Sie anschließend mit der PIN-Nummer das PflegeHeute-Angebot frei. (Sie müssen zuerst registriert sein).
4. Der Zugang zu den Online-Inhalten zu diesem Produkt wird ab Eingabe der zugehörigen PIN-Nummer nach Maßgabe der Nutzungsbedingungen gewährt.
5. Die PIN-Nummer muss vor Erscheinen der Neuauflage dieses Produktes eingegeben werden, sonst verfällt sie.

Wichtiger Hinweis:

Zugang zu allen Online-Inhalten und -Materialien erhält der Käufer ausschließlich für den eigenen Gebrauch. Nutzung durch Bibliotheken, Institute und Lehreinrichtungen sind nicht erlaubt. Informationen zu Produkten für Bibliotheken, Institute und Lehreinrichtungen erhalten Sie unter pflegeheute@elsevier.com. Der Zugang darf nicht gemeinsam genutzt, verkauft oder anderweitig weitergegeben werden.

Der Austausch von Passwörtern ist nicht gestattet. Bei Missbrauch wird der Zugang sofort und ohne weiteres gesperrt.

Alle Informationen und Nutzungsbedingungen können bei der Registrierung eingesehen werden.
Um Zugang zum PflegeHeute-Online-Angebot zu erhalten, müssen Sie den Nutzungsbedingungen zustimmen.
Das Angebot ist freibleibend.

20091005

mit dem Plus im Web
Mit Zugangscode

PflegeHeute.de
Wissen pflegen – Pflegewissen

Inhaltsverzeichnis

Abkürzungsverzeichnis

☞	vgl. mit, Querverweis
A., Aa.	Arterie, Arterien
Abb.	Abbildung
ADP	Adenosindiphosphat
ATP	Adenosiontriphosphat
bzw.	beziehungsweise
ca.	circa (ungefähr)
d.h.	das heißt
DNA	Desoxyribonukleinsäure
EEG	Elektroenzephalogramm
EKG	Elektrokardiogramm
g	Gramm
gr.	griechisch
h, Std.	Stunde
Hz	Hertz
i.m	intramuskulär (in den Muskel)
i.v.	intravenös (in die Vene)
J	Joule
K	Grad Kelvin
kg	Kilogramm
l, L	Liter
lat.	Lateinisch (-er Fachbegriff)
m	Meter
m^2	Quadratmeter
M., Mm.	Muskel, Muskeln (lat. musculus, musculi)
min., Min.	Minute
mol	Mol
µg	Mikrogramm
N., Nn.	Nerv, Nerven (lat. nervus, nervi)
RNA	Ribonukleinsäure
s, Sek.	Sekunde
s.c.	subkutan (unter die Haut)
Tab.	Tabelle
u.a.	unter anderem
V., Vv.	Vene, Venen
v.a.	vor allem
W	Watt
z.B.	zum Beispiel

1 Zelllehre

1.1 Funktion und Differenzierung der Zelle

Zellen sind die kleinsten **Bau- und Funktionseinheiten** des Organismus. Ihre verschiedenen Funktionen führen zu Unterschieden in ihrer Form und Größe (funktionelle Differenzierung).

Benennen Sie anhand der Abbildung die einzelnen Zellen.

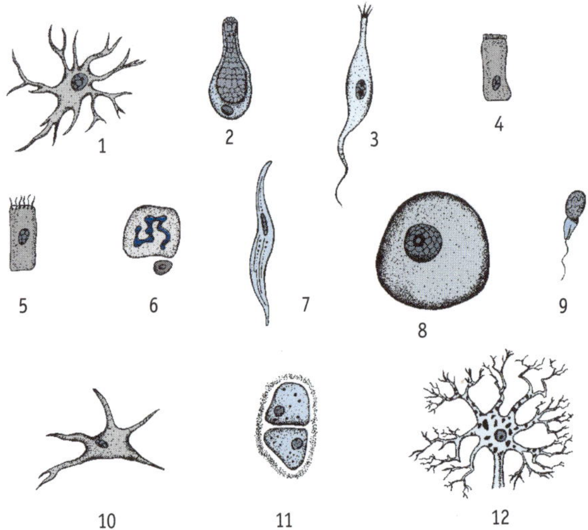

Abb. 1.1: Funktionelle Differenzierung der Zellen.

1.1 Funktion und Differenzierung der Zelle

1 **Knochenzelle**
2 **Drüsenzelle**
3 **Sinneszelle**
4 **Epithelzelle**
5 **Flimmerepithelzelle**
6 **Blutzelle**
7 **Glatte Muskelzelle**
8 **Eizelle (stark verkleinert)**
9 **Samenzelle**
10 **Bindegewebszelle**
11 **Knorpelzelle**
12 **Nervenzelle**

Ergänzung:

Knochenzellen:
Osteoblasten: bilden neue Knochensubstanz
Osteozyten: stoffwechselinaktive Form der Osteoblasten
Osteoklasten: dienen der Knochenresorption, wichtig für Knochenumbau

1.2 Zellmembran

Zellen sind von einer 8 nm dicken Membran umschlossen **(Zytoplasmamembran, Plasmalemm),** die das Zellinnere **(Intrazellularraum)** vom äußeren Milieu **(Extrazellularraum)** trennt. Sie ist aus einer Doppelschicht fettähnlicher Substanzen **(Lipid-Doppelschicht)** aufgebaut, v.a. den **Phospholipiden** und den **Glykolipiden.** Dazwischen eingelagert ist Cholesterin. Die Zellmembran ist **semipermeabel,** d.h. „teilweise durchlässig“ für bestimmte Stoffe und Moleküle.

Nennen Sie drei Faktoren, von denen die Semipermeabilität der Zellmembran abhängt.

1.2 Zellmembran

1 **Elektrische Ladung:** elektrisch geladene Teilchen (z. B. Ionen) und hydrophile Teilchen können die Zellmembran kaum überwinden, müssen aber durch die Membran transportiert werden. Dabei benötigt die Zelle Membranproteine. Ein Teil davon bildet Rezeptoren, um Signale für die Zelle aufnehmen zu können.

2 **Fettlöslichkeit:** je besser eine Substanz lipophil (fettlöslich) ist, desto leichter kann sie die Zellmembran überwinden, z. B. sind Steroidhormone gut fettlöslich.

3 **Molekülgröße:** sehr kleine Moleküle (z. B. Kohlendioxid, Sauerstoff, Wasser) können die Zellmembran ungehindert überwinden, große Moleküle (z. B. Proteine) nicht.

Begriffserklärungen:

Lipid-Doppelschicht: ein Lipidmolekül besteht aus einem **hydrophilen** (Wasser anziehenden) Kopf und zwei **hydrophoben** (Wasser abweisenden) Schwänzen. In der Zellmembran sind die Schwänze nach innen und die Köpfe nach außen gerichtet.

Zellkontakte ☞ K 9

1.3 Zellorganellen

Zellorganellen sind gewissermaßen die **Organe** der Zelle. Die Zellorganellen sind kleinste Strukturen und nur mithilfe des **Elektronenmikroskops** sichtbar. Als essenzielle Bestandteile der Zelle unterscheiden sie sich sowohl in ihrer Gesamtzahl als auch in ihrem Typ von Zelle zu Zelle erheblich.

Nennen Sie mindestens sieben Zellorganellen mit jeweils einer charakteristischen Funktion.

1.3 Zellorganellen

1 **Zellkern (Nucleus):** Steuerungszentrum des Stoffwechsels, beherbergt die genetische Information
2 **Kernkörperchen (Nucleolus):** Eiweißstoffwechsel
3 **Ribosomen:** Produktion von Proteinen
4 **Raues endoplasmatisches Retikulum (rER):** besitzt Ribosomen auf der Oberfläche, Proteinbiosynthese
5 **Glattes endoplasmatisches Retikulum:** Lipidsynthese
6 **Golgi-Apparat:** Ausscheidungsfunktion und Lysosomenbildung
7 **Mitochondrien:** Energieerzeugung, beherbergen die mitochondriale DNA
8 **Lysosomen:** Verdauung von Fremdstoffen und zelleigenen Stoffen

Ergänzung:

Karyoplasma: sind alle Bestandteile des Kerninnenraums, bestehend aus der Erbsubstanz *(DNA)* und einem oder mehreren Kernkörperchen *(Nukleoli)*, in denen die **rRNA** *(ribosomale RNA)* gebildet wird.

1.4 Zytoplasma und Zytoskelett

Das Zytoplasma besteht zu 50 % aus den Zellorganellen, die zweite Hälfte ist das **Zytosol.** Die Stabilität des **Zytoplasmas** (Grundsubstanz der Zelle) wird durch bestimmte Proteine erreicht. Diese inneren, stabilisierenden Strukturen nennt man **Zytoskelett** (Zellskelett).

Nennen Sie mindestens drei Haupttypen von Proteinen des Zytoskeletts.

1.4 Zytoplasma und Zytoskelett

4 !

1 **Aktinfilamente** oder **Mikrofilamente:** aus Aktin bestehende, lange, fadenförmige Proteine, die sich zu **Fibrillen** (Bündeln) zusammen lagern

2 **Intermediärfilamente:** Familie von Proteinfilamenten ähnlichen Aufbaus, deutlich stabiler als Mikrotubuli und Aktinfilamente, zur mechanischen Zellstabilisierung

3 **Mikrotubuli:** lange und röhrenförmige Strukturen, aus dem Protein **Tubulin,** dienen der Steuerung intrazellulärer Transportvorgänge

4 **Zentriolen** oder **Zentralkörperchen:** L-förmige Struktur, aus neun parallel angeordneten Mikrotubuli aufgebaut, treten paarweise in Kernnähe auf und spielen eine wichtige Rolle während der Zellteilung

Begriffserklärungen:

Zytosol: gelatineartige Masse aus Wasser (70–95 %), Proteinen, Fetten, Ionen und Kohlenhydraten

1.5 Indirekte Zellteilung (Mitose)

Die häufigste Art der Zellteilung ist die **Mitose.** Hierbei teilt sich die **Mutterzelle** in zwei erbgleiche **Tochterzellen.** Vorher muss jedoch die genetische Information der Mutter verdoppelt werden **(DNA-Replikation).**

Nennen Sie die vier Kernteilungsphasen der Mitose.

1.5 Indirekte Zellteilung (Mitose)

1 **Prophase:** Auflösung von Kernkörperchen und Kernmembran und Teilung der beiden Zentriolenpaare, die zu den Zellpolen wandern. Bildung der Mitosespindeln
2 **Metaphase:** Chromosomenanordnung in der Mittelebene *(Äquatorialebene)* der Zelle
3 **Anaphase:** Trennung der Chromatiden (identische Hälfte eines Chromosoms), die nun in entgegengesetzter Richtung auf die beiden Zellpole zuwandern. Jedes Chromatid wird nun als einfaches Chromosom bezeichnet.
4 **Telophase:** Die Chromatiden an den jeweiligen Zellpolen werden von neuen Kernhüllen umgeben und die Mitosespindeln lösen sich auf

Begriffserklärungen:

Chromosomen: bestehen aus riesigen DNA-Fäden, die mithilfe spezialisierter Proteine *(Histone)* in eine kompaktere Struktur verpackt werden

DNA-Replikation: Verdopplung aller Chromosomen; aus einem Chromosom entstehen zwei Chromatiden; findet zwischen zwei Zellteilungen (Interphase) statt

Karyogramm (Chromosomenkarte): durch bestimmte Färbetechniken kann jedes einzelne Chromosom genau gekennzeichnet werden

1 Zelllehre

1.6 Reifeteilung (Meiose)

Zellen, die zur geschlechtlichen Vermehrung bestimmt sind *(Geschlechtszellen, Gameten)*, sind zu einer speziellen Form der Zellteilung befähigt: der **Reduktionsteilung** oder **Meiose.**

Ergänzen Sie die folgende Textpassage mit den unten stehenden Begriffen.

Die Meiose verläuft in zwei Teilungen, wobei die erste Reifeteilung die eigentliche ____________ des diploiden Chromosomensatzes zum ____________ beinhaltet. In der ____________ der zweiten Reifeteilung kommt es zu der Trennung von ____________ jedes Chromosoms. In der ____________ der ersten Reifeteilung kann es zu einer Neuverknüpfung ____________ innerhalb von Chromosomen kommen.

Anaphase, Chromatiden, der Gene, haploiden Satz, Prophase, Reduktion

1.6 Reifeteilung (Meiose)

Die Meiose verläuft in zwei Teilungen, wobei die erste Reifeteilung die eigentliche Reduktion des diploiden Chromosomensatzes zum haploiden Satz beinhaltet. In der Anaphase der zweiten Reifeteilung kommt es zu der Trennung von Chromatiden jedes Chromosoms. In der Prophase der ersten Reifeteilung kann es zu einer Neuverknüpfung der Gene innerhalb von Chromosomen kommen.

Ergänzung:

Rekombinationsvorgänge: sind eine der Hauptursachen für die genetische Einzigartigkeit jedes Individuums

Zelltod (Apoptose): ein sog. Selbstmordprogramm, das von der Zelle selbst oder ihrer Umgebung (z. B. Hormone) ausgelöst wird. Hierbei werden selbst zerstörerische Proteine (z. B. Enzyme) gebildet und der Zellkern schrumpft.

2 Gewebelehre

2.1 Übersicht über die Gewebearten

Der menschliche Körper besteht aus einer Vielzahl verschiedener Zellen. Verbände von Zellen mit häufig gleicher Form und Funktion werden als **Gewebe** bezeichnet.

Benennen Sie anhand der Abbildung die vier verschiedenen Gewebearten mit ihren Bestandteilen.

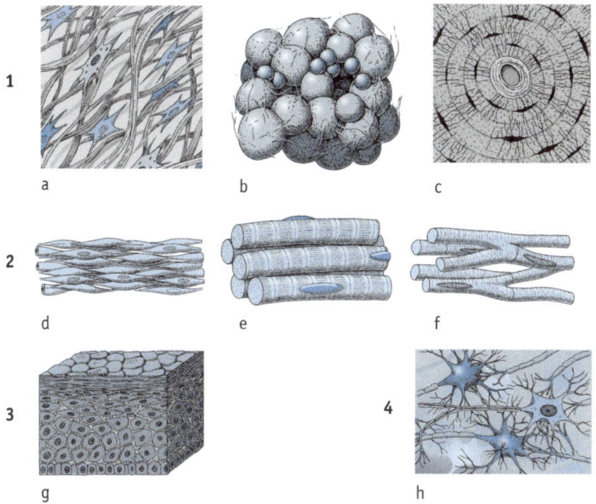

Abb. 2.1: Gewebearten.

2.1 Übersicht über die Gewebearten

1 **Binde- und Stützgewebe:** erfüllen mechanische Aufgaben
(a) lockeres kollagenes Bindegewebe, (b) Fettgewebe, (c) Knochengewebe

2 **Muskelgewebe:** kann sich verkürzen und ermöglicht damit Bewegungen
(d) glatte Muskelfasern, (e) quergestreifte Skelettmuskelfasern, (f) quergestreifte Herzmuskelfasern

3 **Epithelgewebe:** kleidet die inneren und äußeren Oberflächen aus
(g) Oberflächenepithel

4 **Nervengewebe:** dient der Aufnahme, Weiterleitung und Verarbeitung von Informationen (Reizleitung)
(h) Nervenzellen

Ergänzung:

Parenchym: die Zellen, die für die eigentliche Funktion des Organs zuständig sind

Stroma: Bindegewebsstrukturen, die das Gerüst des Organs bauen und die versorgenden Gefäße und Nerven enthalten

2.2 Oberflächenepithelien

Oberflächenepithelien bestehen aus flächenhaft angeordneten Zellen, die innere und äußere Körperoberflächen bedecken.
Je nach Form sind die Zellen **platt, kubisch (isoprismatisch)** oder **hochprismatisch (zylindrisch).**
Aufgrund der Anordnung der Zellen im Zellverband sind sie **einschichtig, mehrschichtig** oder **mehrreihig.**

Nennen Sie acht verschiedene Epithelarten und jeweils ein Beispiel.

2.2 Oberflächenepithelien

1 **Einschichtiges Plattenepithel** (Gefäßendothel)
2 **Einschichtiges isoprismatisches Epithel** (Drüsenausführungsgänge)
3 **Einschichtiges hochprismatisches Epithel mit Flimmerhärchen** (Atemwege) und ohne (Darmkanal)
4 **Mehrreihiges hochprismatisches Epithel mit Flimmerhärchen** (Nasenschleimhaut)
5 **Mehrschichtiges hochprismatisches Epithel** (Nasenvorhof)
6 **Mehrschichtiges Übergangsepithel** (Harnblase)
7 **Mehrschichtige unverhorntes Plattenepithel** (Mundhöhle)
8 **Mehrschichtiges verhorntes Plattenepithel** (äußere Haut)

Ergänzung:

Kinozilien (Flimmerhaare): eigenbewegliche, fingerförmige Zellfortsätze

Mikrovilli: fingerförmige Zellfortsätze, dienen der Oberflächenvergrößerung der Zellen und der Verbesserung des Stoffaustausches. Stehen zahlreiche Mikrovilli dicht nebeneinander, spricht man von einem Bürstensaum.

2.3 Zellkontakte

Epithelgewebe sind Zellverbände mit außerordentlich wenig **Interzellularsubstanz.** Die Zellen liegen sehr eng beieinander und bilden verschiedene **Zellkontakte** aus.

Nennen Sie drei verschiedene Zellkontakte.

2.3 Zellkontakte

1 **Haftplatten** *(Desmosomen):* bestehen aus beidseits verdichteten Membranabschnitten und haben mechanische Bedeutung (gegenseitige Verankerung).
2 **Gap-Junctions** *(Nexus):* bilden einen feinen Kanal **(Tunnelproteine)** zwischen den benachbarten Zellen und dienen dem Stofftransport.
3 **Verschlusskontakte** *(Tight-Junctions):* Verschmelzung der Zellmembranen in der Nähe von freien Oberflächen, kein interzellulärer Flüssigkeitsaustausch möglich

Ergänzung:

Basalmembran: eine feine, zellfreie Proteinschicht, die sich zwischen Epithel- und Bindegewebe befindet

Interzellularsubstanz (Zwischenzellsubstanz) ☞ K 11

2.4 Drüsenepithelien

Drüsen (Glandulae) sind einzelne spezialisierte Epithelzellen, z. B. Becherzellen des Darms oder Verbände von Epithelzellen. Drüsen produzieren und sondern Sekrete ab. Nach Art der Sekretausscheidung lassen sich **exokrine** und **endokrine** Drüsen unterscheiden.

Nennen und erläutern Sie drei Typen der exokrinen Drüsen (nach Art der Sekretabgabe).

2.4 Drüsenepithelien

1 **Apokrine Drüsen:** hier wird der apikale (oberflächennahe) Teil der Zelle mit dem Sekret abgestoßen, Zytoplasma geht verloren *(apokrine Extrusion)*

2 **Holokrine Drüsen:** sie gehen bei der Sekretabgabe zugrunde und werden mit dem Sekret ausgestoßen *(holokrine Extrusion)*, z. B. Talgdrüsen der Haut

3 **Merokrine Drüsen:** es erfolgt die Sekretabgabe aus der Zelle durch Exozytose *(merokrine Extrusion)*, vor allem in **Speicheldrüsen**

Ergänzung:

Beschaffenheit des Sekrets: Unterscheidung bei den exokrinen Drüsen in **seröse** (dünnflüssiges und proteinreiches Sekret), **muköse** (zähflüssiges und schleimhaltiges Sekret) und gemischte (sowohl seröse als auch muköse Ausscheidungen) Drüsen.

Endokrine Drüsen: Hormondrüsen, besitzen keine Ausführungsgänge. Ihre Sekrete diffundieren direkt in die Blutgefäße oder wirken vor Ort **(parakrin).**

2.5 Binde- und Stützgewebe und Interzellularsubstanz

Das **Binde- und Stützgewebe** ist vielgestaltig und spielt bei der Formgebung des Körpers eine wichtige Rolle. Es wird in lockeres, straffes und retikuläres Bindegewebe eingeteilt. Binde- und Stützgewebe ist vor allem durch die zwischen den Zellen **(fixe** und **freie Bindegewebszellen)** liegende **Interzellularsubstanz** gekennzeichnet.
Die Interzellularsubstanz besteht aus **Grundsubstanz** und **Fasern.** Die Grundsubstanz ist eine kittartige Masse, die hauptsächlich aus Riesenmolekülen, den sog. **Proteoglykanen,** besteht.

Nennen Sie drei Fasertypen und zwei fixe (ortsansässige) Zellen des Bindegewebes.

Fasertypen:

1 **Kollagene Fasern** (kommen überall im Körper vor, meist in den Sehnen und Gelenkbändern)
2 **Elastische Fasern** (bilden dreidimensionale Netzwerke und geben den Arterien ihre hohe Elastizität)
3 **Retikuläre Fasern** (bilden dreidimensionale verform- und dehnbare Netze. Retikuläre Fasern befinden sich vor allem in der Basalmembran und in den hämatopoetischen Organen, wie rotes Knochenmark, Milz und Lymphknoten)

Fixe Bindegewebszellen:

1 **Fibroblasten** und **Fibrozyten** (aktive und ruhende Zellformen)
2 **Retikulumzellen** des retikulären Bindegewebes

Fixe Zellen verändern ihre Lage nicht und bilden die Interzellularsubstanz.

Ergänzung:

Freie Bindegewebszellen: sind mobile Abwehrzellen, die aus dem Blut ins Bindegewebe einwandern

2.6 Fettgewebe

Fettgewebe ist eine Sonderform des retikulären Bindegewebes und kommt fast überall im Körper vor. Das Fett liegt im Zytoplasma der Fettzellen **(Lipozyten)** und ist in Form von Fetttröpfchen eingelagert, welche aus Neutralfetten **(Triglyzeriden)** bestehen.

Nennen Sie drei Aufgaben und zwei Formen des Fettgewebes.

2.6 Fettgewebe

Aufgaben des Fettgewebes:

1 **Mechanische Aufgaben:** z. B. als Druckpolster an Hand- und Fußsohle
2 **Wärmeschutz:** Baufett
3 **Energiespeicherung:** Speicherfett

Formen des Fettgewebes:

1 **Weißes, univakuoläres Fettgewebe:** Fettzellen enthalten einen großen, membranlosen Fetttropfen
2 **Braunes, plurivakuoläres Fettgewebe:** Fettzellen sind vielgestaltig und enthalten mehrere Fetttropfen, z. B. in der Fettkapsel der Niere. Vorkommen bei Säuglingen; durch chemische Prozesse zur Thermogenese (Wärmeproduktion) befähigt

Ergänzung:

Baufett: mechanische Aufgaben als Polster- und Füllgewebe, Erhaltung der Organlage

Speicherfett: ist fast überall im Körper, in größeren Mengen subkutan in der Haut, unterliegt einem ständigen Auf- und Abbau und dient als Energiespeicher

2.7 Knorpelgewebe

Knorpelgewebe ist druck- und biegungselastisch. Es besteht vorwiegend aus Knorpelzellen **(Chondrozyten)** und Interzellularsubstanz. Knorpelgewebe hat eine niedrige Stoffwechselaktivität **(bradytroph),** da es gefäßfrei ist. Die Ernährung erfolgt ausschließlich durch Diffusion aus den umgebenden Geweben **(Gelenkflüssigkeit oder Knorpelhaut).**

Füllen Sie bitte die linke Spalte der Tabelle aus.

Knorpelart	Vorkommen
	Gelenkknorpel und Rippenknorpel
	Kehldeckel, Knorpel der Ohrmuschel
	Menisken und Zwischenwirbelscheiben

Tab. 2.1: Knorpelarten.

2.7 Knorpelgewebe

Knorpelart	Vorkommen
Hyaliner Knorpel	Gelenkknorpel und Rippenknorpel
Elastischer Knorpel	Kehldeckel, Knorpel der Ohrmuschel
Faserknorpel	Menisken und Zwischenwirbelscheiben

Tab. 2.1: Knorpelarten.

Ergänzung:

Chondron: mehrere Knorpelzellen liegen in einer gemeinsamen oder in mehreren Knorpelhöhlen (Aussparungen der Interzellularsubstanz) eng beieinander

2 Gewebelehre

2.8 Knochenzellen und Knochenmatrix

Knochengewebe ist außerordentlich widerstandsfähig gegenüber Biegung, Druck, Drehung **(Torsion)** und Zug. Knochengewebe besteht aus den Knochenzellen **(Osteozyten)** und der **Knochenmatrix** (kollagenes Bindegewebe mit anorganischen Salzen).

Nennen und erläutern Sie zwei Formen des Knochengewebes.

2.8 Knochenzellen und Knochenmatrix

1 **Lamellenknochen:** besteht aus **Knochenlamellen,** in denen die **Kollagenfasern** parallel zueinander verlaufen und die Osteozyten überwiegend an der Lamellengrenze angeordnet sind. Häufigste Knochenart im Skelett der Erwachsenen.

2 **Geflechtknochen:** im geflechtartigen Knochen verlaufen die Kollagenfasern als feine Bündel. Der Bestand an **Kalksalzen** ist geringer als beim Lamellenknochen, der an Osteozyten höher. Häufigste Knochenart im Skelett des Neugeborenen, wird im Laufe der menschlichen Entwicklung zu Lamellenknochen umgebaut.

Ergänzung:

Generallamellen: großflächige Lamellen, die an der äußeren und inneren Oberfläche den Knochen als Ganzes umfassen

Schaltlamellen: füllen die Räume zwischen **Osteonen** (Baueinheiten der Kompakta) und haben keine Gefäße

2.9 Typen des Muskelgewebes

Muskelgewebe besteht aus lang gestreckten, faserartigen Muskelzellen **(Myozyten),** die sich zusammenziehen können **(Kontraktion)** und Spannung entwickeln.

Erläutern Sie die unten aufgeführten Typen des Muskelgewebes.

1 **Glatte Muskulatur**
2 **Quergestreifte Skelettmuskulatur**
3 **Quergestreifte Herzmuskulatur**

2.9 Typen des Muskelgewebes

1 **Glatte Muskulatur:** aus spindelförmigen, gelegentlich verzweigten Muskelzellen, die 5–10 μm lang und 3–10 μm dick sind, mit längsovalem Zellkern in der Zellmitte. Meist bilden die glatten Muskelzellen Muskelschichten oder sind in Bündeln angeordnet. Die Kontraktionen der glatten Muskelzellen verlaufen langsam und unwillkürlich *(autogen)*. Auch in Ruhe sind die glatten Muskelzellen immer etwas angespannt **(Ruhetonus).**

2 **Quergestreifte Skelettmuskulatur:** besteht aus segmentartigen Abschnitten der **Myofibrillen.** An den Rändern der Muskelfasern finden sich mehrere Zellkerne, da mehrere Zellen zu einer Muskelfaser verschmolzen sind. Die Skelettmuskulatur ist zuständig für willkürliche, aktive Bewegungen.

3 **Quergestreifte Herzmuskulatur:** ist eine Sonderform der quergestreiften Muskulatur. Die Zellen sind durch sog. **Glanzstreifen** (Kittlinien) verbunden und bilden ein fest verknüpftes Flechtwerk. Quergestreifte Herzmuskulatur enthält kein ausgeprägtes Hüllsystem aus Bindegewebe und ist wie die glatte Muskulatur nicht dem Willen unterworfen.

2.10 Aufbau der Muskelfasern

Die quergestreifte Muskulatur bildet das gesamte System der Skelettmuskeln. Die Zellen der Skelettmuskulatur werden als **Muskelfasern** bezeichnet.

Ergänzen Sie die folgende Textpassage mit den unten stehenden Begriffen.

Die ______________ ist eine ______________ Zelle, die bis zu 15 cm lang werden kann. Jede einzelne Zelle ist von einem zarten Bindegewebe, dem ______________, umgeben und enthält als Hauptbestandteil ______________, die zur Kontraktion befähigt sind. Diese wiederum bestehen aus den dünnen und dicken ______________, welche aneinander gereihte Einheiten, die ______________ bilden.

Endomysium, quergestreifte Muskelfaser, Myofibrillen, Myofilamenten, Sarkomere, vielkernige

2.10 Aufbau der Muskelfasern

Die quergestreifte Muskelfaser ist eine vielkernige Zelle, die bis zu 15 cm lang werden kann. Jede einzelne Zelle ist von einem zarten Bindegewebe, dem Endomysium, umgeben und enthält als Hauptbestandteil Myofibrillen, die zur Kontraktion befähigt sind. Diese wiederum bestehen aus den dünnen und dicken Myofilamenten, die aneinander gereihte Einheiten, die Sarkomere, bilden.

Ergänzung:

Muskelfaszie: äußere Hülle des Skelettmuskels, aus straffem Bindegewebe, zuständig für Schutz und Formerhalt des Muskels

Myoglobin: Sauerstoff bindender Muskelfarbstoff, der mit dem Blutfarbstoff Hämoglobin verwandt ist.

Muskelkontraktion ☞ K 27, K 28

2 Gewebelehre

2.11 Aufbau der Nervenzelle

Essenzieller Bestandteil des Nervengewebes sind die **Nervenzellen (Neurone).**
Sie dienen der Reizaufnahme und -verarbeitung sowie der Signalleitung.

Nennen Sie anhand der Abbildung die Bestandteile eines Neurons.

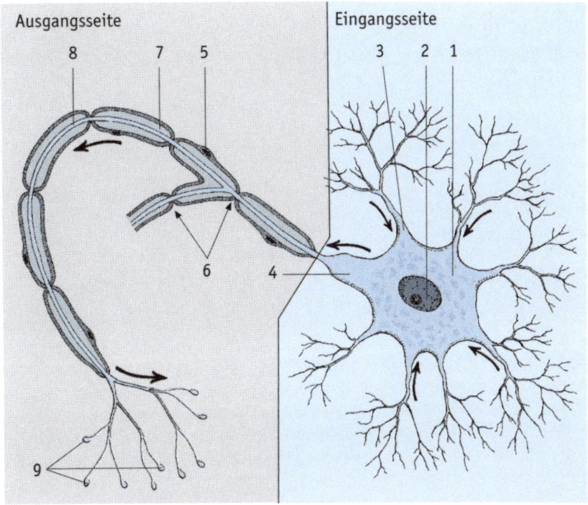

Abb. 2.2: Aufbau des Neurons.

2.11 Aufbau der Nervenzelle

1 **Zellkörper**
2 **Zellkern**
3 **Dendrit**
4 **Axonhügel**
5 **Schwannzelle mit Zellkern**
6 **Ranvier-Schnürringe**
7 **Myelinschicht der Markscheide**
8 **Axon**
9 **Präsynaptische Endknöpfe**

Ergänzung:

Dendriten: kurze verzweigte Ausstülpungen, die Impulse aufnehmen und zum Zellkörper weiterleiten

Axon (Neurit): langer Fortsatz (bis zu 150 cm), der Impulse vom Zellkörper wegleitet und sich am Ende in viele kleine Verzweigungen *(präsynaptische Endknöpfe)* aufteilt

Ranvier-Schnürring: kurze Unterbrechung der Myelinschicht zur schnelleren Erregungsweiterleitung

2.12 Gliazellen des Nervengewebes

Neben den Neuronen besteht das Nervengewebe noch aus **Gliazellen (Stützzellen).** Gliazellen übernehmen Stütz-, Ernährungs- und Abwehrfunktionen für die Nervenzellen.

Füllen Sie bitte die linke Spalte der Tabelle aus.

Gliazellen	Funktion
	Umhüllung der Nervenzellen der Spinalganglien
	Auskleidung der inneren Hohlräume im Gehirn und Rückenmark
	Narbenbildung und Kontrolle des Elektrolytgleichgewichtes im ZNS

Tab. 2.2: Gliazellen des Nervengewebes.

2.12 Gliazellen des Nervengewebes

Gliazellen	Funktion
Mantelzellen „Satellitenzellen“	Umhüllung von Nervenzellen der Spinalganglien
Ependymzellen	Auskleidung der inneren Hohlräume im Gehirn und Rückenmark
Astrozyten	Narbenbildung und Kontrolle des Elektrolytgleichgewichtes im ZNS

Tab. 2.2: Gliazellen des Nervengewebes.

Ergänzung:

Gliazellen: sind nicht zur Erregungsbildung oder -leitung fähig und bilden in ihrer Gesamtheit die Nervenhüllgewebe **(Neuroglia).**

Oligodendroglia: bestehen aus Oligodendrozyten, bilden eine Myelinschicht, die elektrische Isolation der Axone der Nervenzellen im Gehirn bzw. Zentralnervensystem. Ein Oligodendrozyt kann die Axonabschnitte mehrerer Nervenzellen umwickeln.

2.13 Erregungsüberleitung an der Synapse

Die Signalweiterleitung von einer Nervenzelle auf eine andere Zelle erfolgt an speziellen Kontaktstellen, den **Synapsen.**

Beschriften Sie die nebenstehende Abbildung.

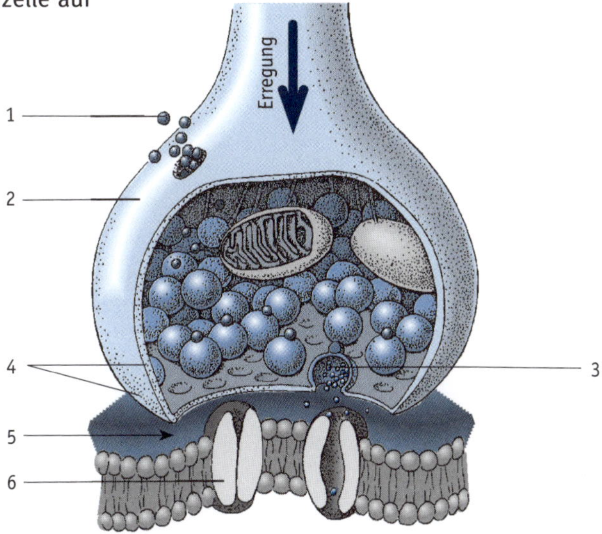

Abb. 2.3: Aufbau einer Synapse.

2.13 Erregungsüberleitung an der Synapse

1 **Kalziumionen** (werden für die Exozytose von Überträgerstoffen benötigt)
2 **Präsynaptischer Endknopf**
3 **Synaptisches Bläschen** (Transmitterorganellen, die Neurotransmitter speichern und entleeren)
4 **Präsynaptische Membran**
5 **Synaptischer Spalt**
6 **Rezeptor der postsynaptischen Membran**

Ergänzung:

Interneuronale Synapse: zwischen zwei Nervenzellen. Unterscheidung zwischen **axodendritischen** (von Axon zu Dendrit), **axosomatischen** (von Axon zu Zellkörper) und **axoaxonalen** Synapsen (von Axon zu Axon)

Neuroglanduläre Synapse: zwischen Nervenzelle und Drüsenzelle

Neuromuskuläre Synapse: zwischen Axon und Muskelzelle *(motorische Endplatte)*
Neurotransmitter ☞ K 20

2.14 Neurotransmitter

Neurotransmitter sind chemische **Überträgerstoffe,** die aus den Speicher-Vesikeln in der präsynaptischen Membran einer Nervenzelle in den synaptischen Spalt entleert werden. Sie wirken entweder erregend oder hemmend auf die postsynaptische Membran.

Füllen Sie bitte die rechte Spalte der Tabelle aus.

Transmitter	Wirkung
Acetylcholin	
Dopamin	
Glycin	
Noradrenalin	

Tab. 2.3: Neurotransmitter.

2.14 Neurotransmitter

Transmitter	Wirkung
Acetylcholin	erregend „exitatorisch"
Dopamin	erregend „exitatorisch"
Glycin	hemmend „inhibitorisch"
Noradrenalin	erregend „exitatorisch"

Tab. 2.3: Neurotransmitter.

Ergänzung:

Neuropeptide: sind ebenfalls Neurotransmitter und als Aminosäureketten größer als die meisten klassischen Überträgerstoffe, werden häufig zusammen mit einem klassischen Neurotransmitter als Cotransmitter freigesetzt. Sie modulieren die Wirkung der klassischen Überträgerstoffe.

3 Allgemeine Knochen- und Muskellehre

3.1 Knochentypen

Der Mensch besitzt mehr als 200 verschiedene Knochen. Man unterscheidet ausgehend von Form und Aufbau sechs Knochentypen:

1. **Lange Knochen** (*Ossa longa*, z.B. Röhrenknochen von Ober- und Unterarm)
2. **Kurze Knochen** (Ossa *brevia*, z.B. Hand- und Fußwurzelknochen)
3. **Platte Knochen** (*Ossa plana*, z.B. Schädeldachknochen)
4. **Pneumatisierte (luftgefüllte) Knochen** (*Ossa pneumatica*, z.B. Schädelknochen mit Nasennebenhöhlen)
5. **Sesambeine** (*Ossa sesamoidea*, z.B. in Sehnen eingelagerte Knochenstücke)
6. **Unregelmäßig geformte Knochen** (*Ossa irregularia*, z.B. Wirbelknochen)

Nennen Sie die Bauteile eines Röhrenknochens.

3.1 Knochentypen

1 **Diaphyse** (röhrenförmiger Schaft)
2 **Epiphysen** (verdickte Enden mit den Gelenkflächen)
3 **Metaphyse** (Bereich zwischen Dia- und Epiphyse)
4 **Epiphysenfuge** (Wachstumszone des kindlichen Knochens)
5 **Periost** (Knochenhaut mit Gefäßen und Nerven)
6 **Knochenmark** (Bildungsstätte des Blutes)
7 **Fettmark** (besteht aus weißem Fettgewebe)
8 **Spongiosa** (schwammartiges Gerüstwerk von feinen Knochenbälkchen)
9 **Kortikalis** (feste Außensubstanz unter dem Periost)
10 **Kompakta** (breite Kortikalis in der Diaphyse der Röhrenknochen)

Ergänzung:

Loch (Foramen): Öffnung im Knochen, durch die Blutgefäße und Nerven hindurch ziehen

Grube (Fossa) oder Knocheneinschnitt (Incisura): in der Muskeln, Sehnen oder andere Strukturen verlaufen

Gang (Meatus): ein längerer Gang im Knocheninneren, durch den u. a. Nerven- und Gefäßstrukturen verlaufen können

3.2 Knochenmark

Ergänzen Sie die folgende Textpassage mit den unten stehenden Begriffen.

Das Knochenmark füllt die Hohlräume zwischen den ____________ aus. Es ist für die Bildung wichtiger Blutzellen, wie der roten Blutkörperchen (____________) verantwortlich und findet sich beim Erwachsenen in den ____________ des Skeletts sowie in den ____________ der Röhrenknochen von Oberarm und Oberschenkel.

Epiphysen, Erythrozyten, Knochenbälkchen, platten Knochen

3.2 Knochenmark

Das Knochenmark füllt die Hohlräume zwischen den Knochenbälkchen aus. Es ist für die Bildung wichtiger Blutzellen, z. B. die roten Blutkörperchen (Erythrozyten), verantwortlich. Das Knochenmark findet sich beim Erwachsenen in den platten Knochen des Skeletts sowie in den Epiphysen der Röhrenknochen von Oberarm und Oberschenkel.

Ergänzung:

Knochenmark: beim Kind findet es sich in den Markhöhlen aller Knochen, beim Erwachsenen hat sich das restliche Mark in **Fettmark** umgewandelt.

Knochenwachstum: Die Wachstumsgeschwindigkeit wird durch das Wachstumshormon **(somatotropes Hormon, STH)** bestimmt. Zu Beginn der Pubertät kommt es durch das Zusammenwirken von Wachstumshormonen mit Sexualhormonen zum pubertären Wachstumsschub.

Wachstumshormon ☞ K 129; Sexualhormone ☞ K 171, K 176

3.3 Knochenentwicklung

Knochenbildung **(Ossifikation)** ist ein Vorgang, der beim Knochenwachstum und der Heilung von Knochenbälkchen eine wichtige Rolle spielt. Das Ausgangsmaterial der Knochenbildung ist das embryonale Bindegewebe **(Mesenchym).**

Nennen und erläutern Sie zwei Mechanismen der Knochenbildung.

3.3 Knochenentwicklung

1 **Direkte Verknöcherung** *(desmale Ossifikation):* Anhäufung von **Osteoblasten** (knochenbildende Zellen) im **Mesenchym.** Diese bilden, ohne knorpelige Zwischenstufe, die **Knochenmatrix,** welche vor und teilweise nach der Geburt verkalkt. Dies findet hauptsächlich bei den Gesichts- und Schädelknochen statt.

2 **Indirekte Verknöcherung** *(chondrale Ossifikation):* aus embryonalem Bindegewebe *(Mesenchym)* entsteht eine knorpelige Zwischenstufe **(hyaliner Knorpel),** die dann durch Knochengewebe ersetzt wird.

Ergänzung:

Enchondrale Ossifikation: im Innern des Knorpelstabes entsteht ein Knochenkern, der durch Auflösung von Knorpel und Anlagerung von Knochen allmählich größer wird. Erfolgt im Schaft und in den Epiphysen langer Knochen

Perichondrale Ossifikation: eine Knochenmanschette aus Osteoblasten wird um den Knorpel gebildet, erfolgt am Schaft langer Knochen und an Wirbelbögen

Knochenmatrix ☞ K 14

3.4 Unechte Gelenke

Unechte Gelenke sind feste Knochenverbindungen, die unbeweglich sind. Sie bilden keinen Gelenkspalt und werden auch als Haften oder Fugen **(Synarthrosen)** bezeichnet.

Nennen Sie drei Formen der Synarthrosen.

3.4 Unechte Gelenke

1 **Syndesmosen** (bandhaft): bindegewebige Verbindungen zweier Knochen, z. B. zwischen beiden Knochen des Unterarms *(Radius* und *Ulna)* oder des Unterschenkels *(Tibia* und *Fibula)* als **Membrana interossea.**

2 **Synchondrosen** (knorpelhaft): knorpelige Verbindungen (hyaliner Knorpel), z. B. zwischen Rippen und Brustbein oder an der **Symphyse** (Schambeinfuge).

3 **Synostosen** (knochenhaft): knöcherne Verbindungen, bei denen das faserige Bindegewebe zwischen zwei Knochen durch Knochensubstanz ersetzt wird, z. B. bei Schädelknochen oder der Verknöcherung des Kreuzbeins **(Os sacrum).**

Ergänzung:

Gomphosis: kollagenfaserige, straffe Verbindung zwischen Zahn und Zahnfortsatz *(Alveolarfortsatz)*

Pseudoarthrose („Falschgelenk“): instabile Verbindung von Knochenenden nach einem Knochenbruch

3.5 Echte Gelenke und deren Aufbau

Echte Gelenke (Diarthrosen) sind Kontaktstellen zwischen den am Gelenk beteiligten Knochen. Zwischen ihnen ist ein Gelenkspalt vorhanden.

Nennen Sie die Bestandteile einer Diarthrose.

3.5 Echte Gelenke und deren Aufbau

1 **Gelenkkörper:** besteht meist aus Gelenkkopf und Gelenkpfanne
2 **Gelenkspalt:** befindet sich zwischen den gelenksbildenden Knochenflächen
3 **Gelenkknorpel:** überzieht als hyaliner Knorpel die Epiphysenaußenflächen
4 **Gelenkkapsel:** straffe Umhüllung der einander zugewandten Gelenkflächen, die sich aus zwei Schichten *(Membrana fibrosa* und *Membrana synovialis)* zusammensetzt
5 **Synovia:** eine von der Membrana synovialis abgesonderte Flüssigkeit, welche die Gelenkfläche schmierfähig hält und den Gelenkknorpel durch Diffusion ernährt
6 **Bänder und Gelenkhilfseinrichtungen:** Zwischenscheiben (z.B. Menisken im Kniegelenk), Gelenklippen (z.B. Hüftgelenk), Schleimbeutel

Ergänzung:

Amphiarthrosen (straffe Gelenke): Sonderformen, deren Beweglichkeit durch kräftige Bänder stark eingeschränkt ist, z.B. Sakroiliakalgelenk zwischen Darmbein und Kreuzbein

Bursae synoviales (Schleimbeutel): Sonderstruktur der Diarthrosen, die Gelenkschmiere enthalten und eine Art Polster im Gelenk bilden

Disci und Menisci (Disken und Menisken): scheiben- und sichelförmige Sonderstrukturen in manchen Gelenkhöhlen (z.B. Knie- und Kiefergelenk), schonen den Gelenkknorpel

3.6 Gelenkformen

Gelenke werden nach der **Gestalt der Gelenkflächen** und den daraus resultierenden Bewegungsmöglichkeiten in verschiedene **Gelenkformen** unterteilt.

Benennen Sie anhand der Abbildung die verschiedenen Formen von Diarthrosen.

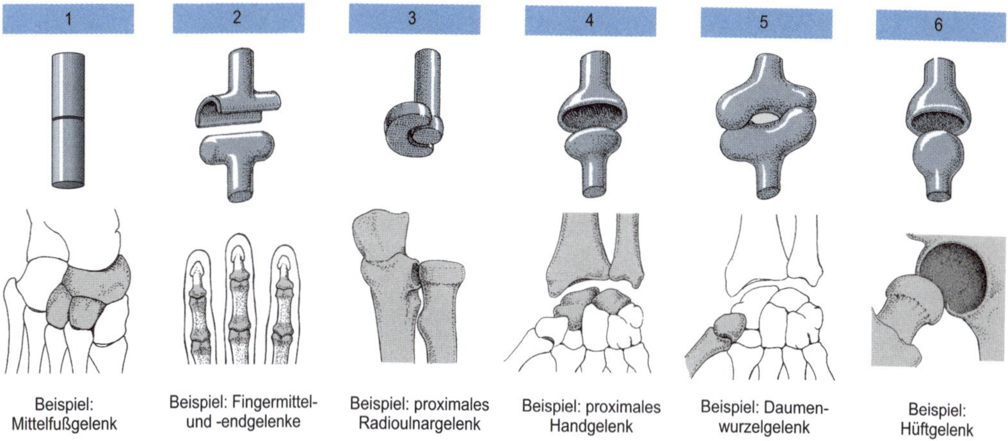

Abb. 3.1: Formen von Diarthrosen.

3.6 Gelenkformen

Einachsige Gelenke:

1 **Planes Gelenk** (z. B. Mittelfußgelenk)
2 **Scharniergelenk** (z. B. Fingermittel- und Endgelenke)
3 **Dreh-/Zapfengelenk** (z. B. proximales Radioulnargelenk)

Zweiachsige Gelenke:

4 **Eigelenk** (z. B. proximales Handgelenk)
5 **Sattelgelenk** (z. B. Daumenwurzelgelenk)

Dreiachsige Gelenke:

6 **Kugelgelenk** (z. B. Hüftgelenk)

3.7 Prinzip der Skelettmuskelkontraktion

Erläutern Sie anhand der Abbildung den Mechanismus der Muskelkontraktion.

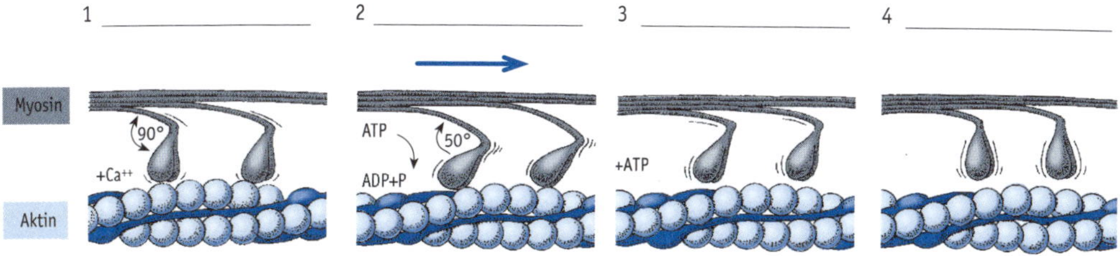

Abb. 3.2: Mechanismus der Muskelkontraktion.

3.7 Prinzip der Skelettmuskelkontraktion

1 Die Erregung einer Muskelfaser durch ein **Motoneuron** bewirkt im **Sarkomer,** dass sich das Kopfteil des Myosinfilaments **(Myosin)** durch Vermittlung von Kalziumionen mit den Aktinfilamenten **(Aktin)** verbindet.

2 Unter ATP-Verbrauch kippen und bewegen sich die Myosinköpfchen auf der Oberfläche der Aktinfilamente **(Ruderbewegung).** Aktinfilamente werden zwischen die Myosinfilamente gezogen, das Sarkomer verkürzt sich **(Muskelkontraktion).**

3 **Acetylcholin** (Neurotransmitter ☞ K 20) wird durch das Enzym Acetylcholinesterase in Essigsäure und Cholin abgebaut. Die Muskelfaser erreicht ihren Ruhezustand und die Aktin-Myosin-Verbindung wird wieder gelöst.

4 Die Myosinköpfchen richten sich auf, kehren in ihre Ausgangssituation zurück und können sich erneut mit den Aktinfilamenten verbinden.

Begriffserklärungen:

Sarkomer: kleinste funktionale Einheit der Myofibrille; besteht aus Aktin und Myosin

Myosin: dickes Myofilament, aus golfschlägerähnlichen Einheiten aufgebaut

Aktin: dünnes Myofilament, das zusammen mit Myosin eine Myofibrille bildet

ATP: Adenosintriphosphat; ist ein energiereiches Molekül (Energiespender)

ADP: Adenosindiphosphat; fällt beim Verbrauch (Energieverbrauch) von ATP an

3.8 Formen der Muskelkontraktion

Im Ruhezustand befinden sich immer einige Muskeln, z. B. die Halte- und Bewegungsmuskulatur, in einem Spannungszustand, während andere entspannt sind. Diese Teilspannung der Muskeln erzeugt den **Muskeltonus,** der die aufrechte Haltung des Körpers ermöglicht.

Nennen und erläutern Sie anhand der Abbildung die verschiedenen Formen der Muskelkontraktion.

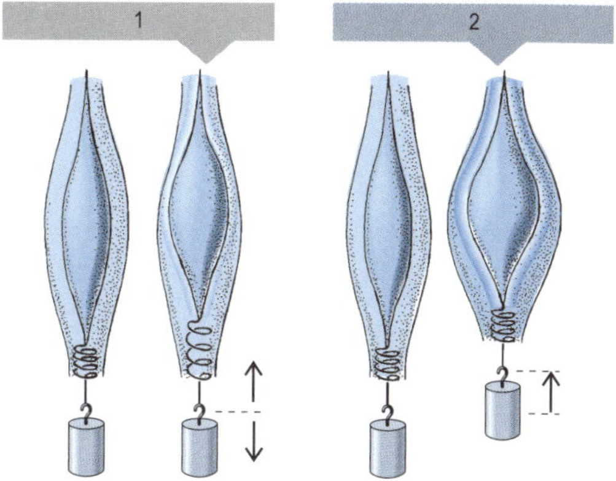

Abb. 3.3: Formen der Muskelkontraktion.

3.8 Formen der Muskelkontraktion

1 **Isometrische Kontraktion:** die Muskelspannung ist bei **konstanter** (gleich bleibender) Muskellänge erhöht. Obwohl keine Bewegung erzeugt wird, wird trotzdem Energie verbraucht.

2 **Isotonische Kontraktion:** der Muskel verkürzt sich **(Kontraktion)** der Muskeltonus bleibt weitgehend konstant, z.B. Kontraktionen der Beinmuskulatur beim Gehen.

Ergänzung:

Isometrische physiotherapeutische Übungen: wirken bei längerer Bettlägerigkeit dem Muskelabbau entgegen und regen zusätzlich den Kreislauf an

Energielieferant des Muskels: die ATP-Speicher (ATP = Adenosintriphosphat) der Skelettmuskulatur reichen nur für 6 Sekunden Daueraktivität. Danach greift sie auf eine andere Energiereserve, das sog. Kreatinphosphat, zurück. Es wird durch ein Enzym in Kreatin umgewandelt, wodurch die ATP-Speicher regeneriert werden

Muskelkater: bedingt durch schmerzhafte kleinste Verletzungen innerhalb eines Muskels

4 Spezielle Knochen- und Muskellehre

4.1 Knochengruppen des Schädels

Der **Schädel** sitzt auf der Wirbelsäule und dient dem Schutz des Gehirns und der Sinnesorgane. Er gliedert sich in **Hirn-** und **Gesichtsschädel.**

Nennen Sie die Knochen des Hirn- und Gesichtsschädels.

4.1 Knochengruppen des Schädels

Hirnschädel (Neurocranium):

- **Stirnbein** *(Os frontale)*
- **Scheitelbein** *(Os parietale)*
- **Schläfenbein** *(Os temporale)*
- **Hinterhauptsbein** *(Os occipitale)*
- **Keilbein** *(Os sphenoidale)*
- **Siebbein** *(Os ethmoidale)*

Gesichtsschädel (Viscerocranium):

- **Nasenbein** *(Os nasale)*
- **Oberkiefer** *(Maxilla)*
- **Jochbein** *(Os zygomaticum)*
- **Unterkiefer** *(Mandibula)*
- **Tränenbein** *(Os lacrimale)*
- **Gaumenbein** *(Os palatinum)*
- **Untere Nasenmuschel** *(Concha nasalis inferior)*
- **Pflugscharbein** *(Vomer)*
- **Gehörknöchelchen** *(Ossicula auditiva)*

4.2 Schädelbasis

Die knöcherne **Schädelbasis (Schädelgrundplatte)** enthält drei Schädelgruben **(Fossae cranii)** und bildet den Boden für das Gehirn, das von der Schädelkalotte **(Calvaria)** eingeschlossen wird.

Ergänzen Sie die Abbildung mit den korrekten Beschriftungen.

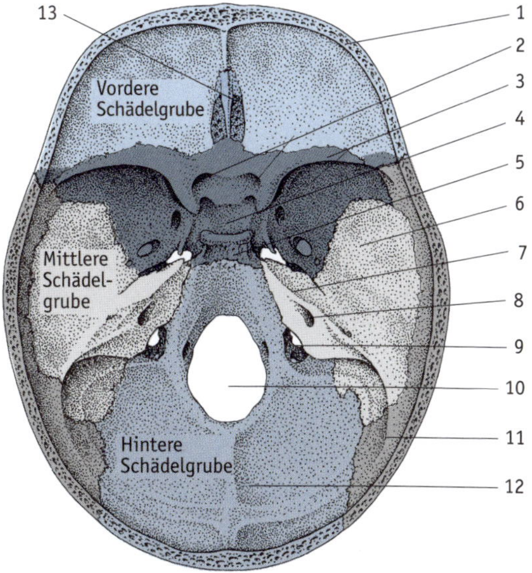

Abb. 4.1: Innere Schädelbasis.

4.2 Schädelbasis

1 **Stirnbein** *(Os frontale)*
2 **Sehnervenkanäle**
3 **Keilbein** *(Os sphenoidale)*
4 **Türkensattel** *(Sella turcica)*
5 **Rückseite des Türkensattels** *(Dorsum sellae)*
6 **Schläfenbein** *(Os temporale)*
7 **Felsenbein** *(Pars petrosa ossis temporalis)*
8 **Durchtrittsstelle** des Hörnervs
9 **Durchtrittsstelle** der Vena jugularis interna und des IX.–XI. Hirnnervs *(Foramen jugulare)*
10 **Großes Hinterhauptsloch** *(Foramen magnum)*
11 **Scheitelbein** *(Os parietale)*
12 **Hinterhauptsbein** *(Os occipitale)*
13 **Siebbeinplatte** *(Lamina cribrosa)*

4.3 Schädelnähte und Fontanellen

Zwischen den Knochenplatten des Schädeldachs liegen die **Schädelnähte (Suturae),** die nur durch Bindegewebe verschlossen sind. Beim Neugeborenen sind an den Stellen, bei denen mindestens drei Knochenplatten aneinander treffen, die **Fontanellen (Fonticuli cranii),** als weiche, bindegewebige Lücken. Mit zunehmendem Alter verknöchern die Suturen.

Nennen Sie fünf Schädelnähte und vier Fontanellen.

4.3 Schädelnähte und Fontanellen

Schädelnähte:

1 **Stirnnaht** *(Sutura frontalis):* trennt die Stirnbeinhälften voneinander
2 **Kranznaht** *(Sutura coronalis):* grenzt das Stirnbein von beiden Scheitelbeinen ab
3 **Pfeilnaht** *(Sutura sagittalis):* liegt zwischen beiden Scheitelbeinen
4 **Lambdanaht** *(Sutura lambdoidea):* trennt Scheitelbeine vom Hinterhauptsbein
5 **Schuppennaht** *(Sutura squamosa):* liegt zwischen Schläfen- und Scheitelbein

Fontanellen:

1 **Stirnfontanelle** *(Fonticulus anterior):* rautenförmig, größte Fontanelle zwischen Scheitelbeinen und Stirnbeinhälften
2 **Hinterhauptsfontanelle** *(Fonticulus posterior):* dreieckförmig, am Hinterkopf zwischen Hinterhauptsbein und Scheitelbeinen
3 **Vordere Seitenfontanelle** *(Fonticulus sphenoidalis):* beidseits zwischen Stirn-, Scheitel- und Keilbein
4 **Hintere Seitenfontanelle** *(Fonticulus mastoideus):* beidseits zwischen Scheitel-, Schläfen- und Hinterhauptbein

4.4 Mimische Muskulatur

Die **Gesichtsmuskeln (mimische Muskulatur)** setzen direkt an der Haut an, bewegen somit Gesichtshautpartien und lassen Falten und Grübchen entstehen.

Benennen Sie anhand der Abbildung die Gesichtsmuskeln.

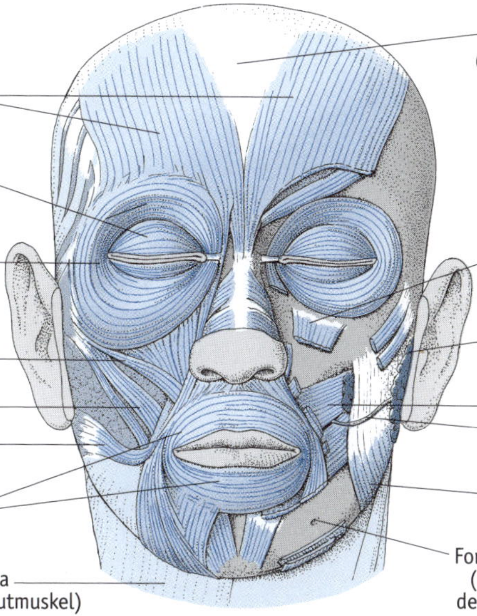

Abb. 4.2: Gesichtsmuskeln.

4.4 Mimische Muskulatur

1 **Oberlippenheber** *(M. levator labii superioris)*
2 **Wangenmuskel** *(M. buccinator)*
3 **Ringmuskel des Mundes** *(M. orbicularis oris)*
4 **Lachmuskel** *(M. risorius)*
5 **Großer Jochbeinmuskel** *(M. zygomaticus major)*
6 **Kleiner Jochbeinmuskel** *(M. zygomaticus minor)*
7 **Ringmuskel der Augenhöhle** *(M. orbicularis oculi, Pars orbitalis)*
8 **Ringmuskel der Augenhöhle** *(M. orbicularis oculi, Pars palpebralis)*
9 **Stirnmuskel** *(M. occipitofrontalis, Pars frontalis)*

4.5 Kaumuskulatur

Die **Kaumuskulatur** wirkt auf das Kiefergelenk **(Articulatio temporomandibularis)** und bewegt den Unterkiefer. Sie beteiligt sich auch an der Lautbildung und am Sprechen. Die Nervenversorgung erfolgt über den Unterkiefernerv **(Nervus mandibularis)** des V. Hirnnerven.

Benennen Sie anhand der Abbildung die Kaumuskulatur.

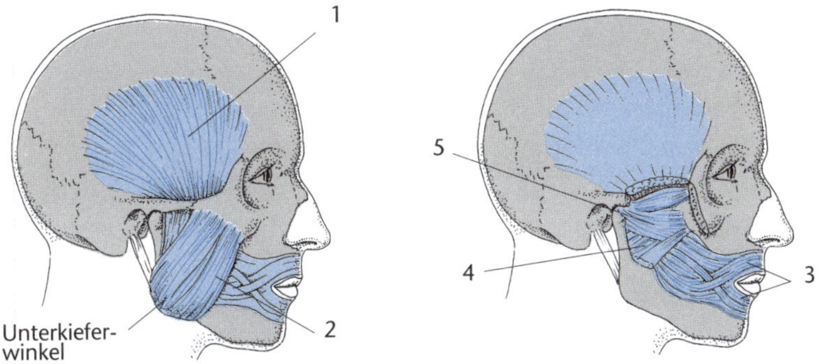

Abb. 4.3: Oberflächliche und tiefe Kaumuskulatur.

4.5 Kaumuskulatur

1 **Schläfenmuskel** *(Musculus temporalis):* kräftigster Kaumuskel, führt bei Anspannung zum Kieferschluss sowie zum Rückwärtsziehen des Unterkiefers

2 **Kaumuskel** *(Musculus masseter):* auffälligster Kaumuskel, führt bei Anspannung zum Kieferschluss

3 **Ringmuskel des Mundes** *(Musculus orbicularis oris):* Kieferschluss und Zuspitzen des Mundes

4 **Mittlerer Flügelmuskel** *(Musculus pterygoideus medialis):* wirkt stets mit Musculus masseter und Musculus temporalis zusammen, führt bei Anspannung zum Kieferschluss

5 **Seitlicher Flügelmuskel** *(Musculus pterygoideus lateralis):* zieht als einziger Kaumuskel den Unterkiefer nach vorn und leitet so die Kieferöffnung ein

Ergänzung:

Mahlbewegung: Seitwärtsverschiebung und Rück- bzw. Vorschieben des Unterkiefers. Unterstützt werden diese Bewegungen durch die Zunge sowie durch den M. pterygoideus lateralis, den M. masseter und den M. temporalis.

4.6 Aufbau der Wirbelsäule

Die **Wirbelsäule (Columna vertebralis)** setzt sich aus den Wirbeln **(Vertebrae),** dem Kreuzbein und dem Steißbein zusammen. Die Wirbelsäule bildet die Längsachse unseres Skeletts. Sie ist die perfekte Kombination von Stabilität und Beweglichkeit, mit Zwischenwirbelscheiben **(Disci intervertebrales),** Ligamenten und kleinen Wirbelgelenken.

Nennen Sie die ersten drei Abschnitte der Wirbelsäule mit ihren charakteristischen Baumerkmalen.

4.6 Aufbau der Wirbelsäule

1 **Halswirbelsäule** (HWS) mit 7 Vertebrae cervicales (C1–C7): Atemmuskulatur obere Extremitäten

- kleiner Wirbelkörper und großer Spinalkanal
- platte Querfortsätze mit je einem Loch für die Wirbelarterie *(Arteria vertebralis)*
- kurze und am Ende gegabelte Dornfortsätze des 2.–6. Halswirbels
- leicht tastbarer Dornfortsatz des 7. Halswirbels **(Vertebra prominens)**
- Bewegungsumfang: Beugung, Streckung und Drehung

2 **Brustwirbelsäule** (BWS) mit 12 Vertebrae thoracicae (Th1–Th12): Rumpfwand

- großer Wirbelkörper und kleiner, runder Spinalkanal
- dachziegelartig übereinander liegende Dornfortsätze
- Gelenkflächen an den Wirbelkörpern und Querfortsätzen zur Artikulation mit den Rippen
- Bewegungsumfang: Seit- und Drehbewegungen

3 **Lendenwirbelsäule** (LWS) mit 5 Vertebrae lumbales (L1–L5): untere Extremitäten Geschlechtsorgane After

- größte Wirbelkörper und kleiner, dreieckiger Spinalkanal
- keine Verbindung mit den Rippen, aber Rippenfortsätze vorhanden
- hervorstehender Übergang vom Lendenbereich zum Sakralbereich **(Promontorium)**
- Bewegungsumfang: Beugung und Streckung
- Disci intervertebrales (Zwischenwirbelscheibe) ☞ K 13; Kreuzbein und Steißbein ☞ K 36

4 Kreuzbein S1–S5 s. LWS

5 Steißbein Co1–Co3 Hautbereich um Steißbein herum

4.7 Krümmungen der Wirbelsäule

Die Wirbelsäule des Menschen ist bei aufrechter Haltung **doppelt S-förmig** und weist vier charakteristische **Krümmungen** auf.

Benennen Sie anhand der Abbildung die Krümmungen der Wirbelsäule und ihre physiologische Funktion.

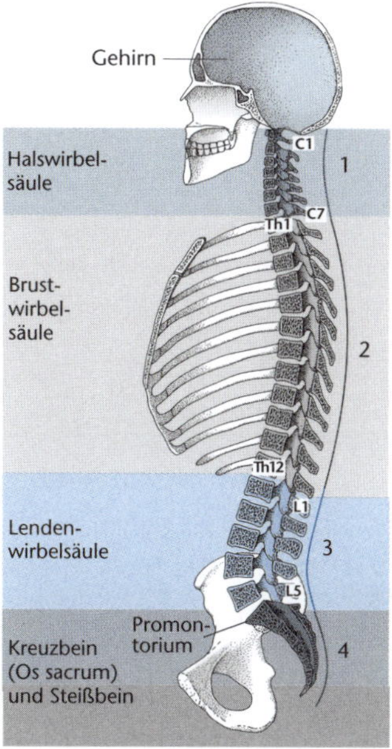

Abb. 4.4: Krümmungen der Wirbelsäule.

4.7 Krümmungen der Wirbelsäule

1 **Halslordose** (nach hinten konkave Krümmung)
2 **Brustkyphose** (nach vorn konkave Krümmung)
3 **Lendenlordose** (nach hinten konkave Krümmung)
4 **Sakralkyphose** (nach vorn konkave Krümmung)

Die Krümmungen verleihen der Wirbelsäule eine hohe **Stabilität** und führen zusammen mit der elastischen Verformbarkeit der Zwischenwirbelscheiben dazu, dass die Wirbelsäule bei Belastungen wie ein Federstab eine **dämpfende** Wirkung hat.

Ergänzung:

Autochthone Rückenmuskulatur: komplexes System aus sich überlappenden Muskelfaserzügen entlang der gesamten Wirbelsäule

Fehlbelastungen der Wirbelsäule: z. B. Hohlkreuz bei verstärkter Lendenlordose durch Fehlhaltung oder Rundrücken (Buckel) bei stärkerer Brustkyphose

Skoliose: seitliche Verbiegung der Wirbelsäule zu stark und fixiert, erkennbar an Höhenunterschied der Schultern oder Rippenbuckel

4.8 Kreuzbein und Steißbein

Das **Kreuzbein (Os sacrum)** ist ein dreieckiger, schaufelförmiger Knochen, der aus fünf Sakralwirbeln besteht. Nach unten ist das Kreuzbein über ein nahezu unbewegliches Gelenk mit dem **Steißbein (Os coccygis)** verbunden.

Ergänzen Sie die folgende Textpassage mit den unten stehenden Begriffen.

Das Kreuzbein bildet den hinteren Mittelteil des ____________ und ist mit beiden ____________ über das ____________ verbunden. Gemäß der Zwischenwirbellöcher der Wirbelsäule stehen vier paarige ____________ mit dem ____________ in Verbindung. Durch sie verlaufen die vorderen und hinteren ____________.

Hüftknochen, Beckens, Kreuzbeinkanal, Kreuzbeinlöcher, Iliosakralgelenk, Sakralnerven

4.8 Kreuzbein und Steißbein

Das Kreuzbein bildet den hinteren Mittelteil des Beckens und ist mit beiden Hüftknochen über das Iliosakralgelenk verbunden. Gemäß der Zwischenwirbellöcher der Wirbelsäule stehen vier paarige Kreuzbeinlöcher mit dem Kreuzbeinkanal in Verbindung. Durch sie verlaufen die vorderen und hinteren Sakralnerven.

Begriffserklärungen:

Os coccygis: aus vier rudimentären Steißwirbeln zusammengesetzter Knochen

Kreuzbeinkanal: Verlängerung des Wirbelkanals mit einer Öffnung nach unten *(Hiatus sacralis)*

4.9 Thoraxaufbau

Der **Thorax,** der knorpelig-knöcherne **Brustkorb,** umschließt die Brusthöhle mit Herz und Lunge sowie den oberen Anteil der Bauchhöhle.

Benennen Sie anhand der Abbildung die einzelnen Bauteile des Thorax.

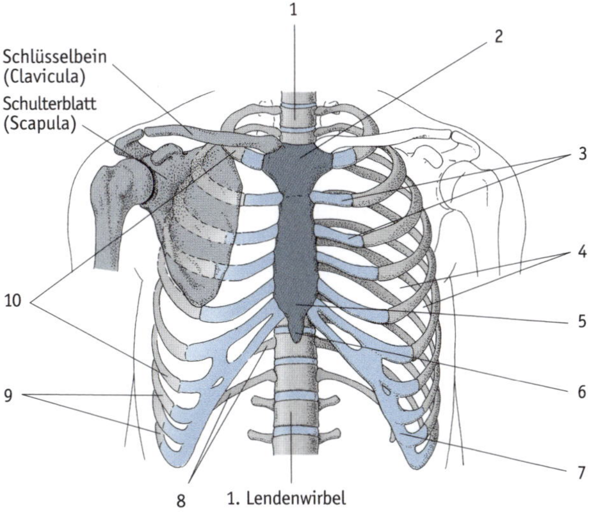

Abb. 4.5: Thorax.

4.9 Thoraxaufbau

1 **1. Brustwirbel** *(Vertebra thoracica)*
2 **Brustbeinhandgriff** *(Manubrium sterni)*
3 **Rippenknorpel** *(Cartilago costalis)*
4 **Interkostalräume** mit innerer und äußerer Zwischenrippenmuskulatur *(Spatium intercostale)*
5 **Brustbeinkörper** *(Corpus sterni)*
6 **Schwertfortsatz** *(Processus xiphoideus)*
7 **Rippenbogen** *(Arcus costalis)*
8 **11.–12. Rippe** (*Costae spuriae,* Rippen ohne direkte Verbindung mit dem Brustbein)
9 **8.–10. Rippe** (*Costae spuriae,* Rippen ohne direkte Verbindung mit dem Brustbein)
10 **1.–7. Rippe** (*Costae verae,* echte Rippen)

Ergänzung:

Zwischenrippenraum: am Oberrand jedes Zwischenrippenraumes verlaufen eine Arterie, eine Vene und ein Nerv

4.10 Atemmuskulatur

Die Bewegung des Thorax erfolgt bei ruhiger Atmung durch das Zwerchfell **(Diaphragma)** und die die Zwischenrippenmuskulatur **(Musculi intercostales)**.

Füllen Sie bitte die rechte Spalte der Tabelle aus.

Muskulatur	Funktion
Musculi intercostales externi	
Musculi intercostales interni	
Diaphragma	

Tab. 4.1: Atemmuskulatur.

4.10 Atemmuskulatur

Muskulatur	Funktion
Musculi intercostales externi	Einatmung, Erweiterung des Brustraums
Musculi intercostales interni	Ausatmung, Verengung des Brustkorbs
Diaphragma	Ein- und Ausatmung

Tab. 4.1: Atemmuskulatur.

Ergänzung:

Atemhilfsmuskulatur: bei Lungenerkrankungen zur Unterstützung der Atemmuskulatur unbewusst eingesetzt. Atemhilfsmuskulatur bei der Einatmung: großer und kleiner Brustmuskel *(Mm. pectorales major und minor),* hinterer oberer und hinterer unterer Sägemuskel *(Mm. serratus posterior superior und inferior),* Treppenmuskeln *(Mm. scaleni)* und Kopfwender *(Mm. sternocleidomastoideus).* Bei Ausatmung: Bauchmuskulatur als Hilfsmuskel.

4.11 Schultergürtel

Der **Schultergürtel** bildet die Verbindung zwischen den Knochen der oberen Extremität und dem Rumpf. Er besteht aus Schulterblatt **(Scapula)** und Schlüsselbein **(Clavicula).**

Ergänzen Sie die folgende Textpassage mit den unten stehenden Begriffen.

Das Schulterblatt ist ein dreieckiger platter Knochen, an dessen Rückwand die ____________ auf breiter Fläche hervorspringt. Deren freies Ende, das ____________, steht mit dem ____________ in Verbindung. Eine muldenförmige Vertiefung im oberen, äußeren Schulterblattbereich bildet die ____________, die mit dem Kopf des Oberarmknochens das ____________ bildet.

Akromion, Schlüsselbein, Spina scapulae, Schultergelenk, Schultergelenkpfanne

4.11 Schultergürtel

Das Schulterblatt ist ein dreieckiger platter Knochen, an dessen Rückwand die Spina scapulae auf breiter Fläche hervorspringt. Deren freies Ende, das Akromion, steht mit dem Schlüsselbein in Verbindung. Eine muldenförmige Vertiefung im oberen äußeren Schulterblattbereich bildet die Schultergelenkpfanne, die mit dem Kopf des Oberarmknochens das Schultergelenk bildet.

Ergänzung:

Die Clavicula bildet medial mit dem Sternum das **Sternoklaviculargelenk** und lateral mit dem Akromion der Scapula das **Akromioklavikulargelenk.**

4.12 Schultergürtelmuskulatur

Die **Schultergürtelmuskulatur** stabilisiert das Schulterblatt und ermöglicht Gleitbewegungen des Schulterblattes auf der hinteren Brustwand. Dadurch wird eine enorme Beweglichkeit in der gesamten Schulter erreicht.

Nennen Sie die Muskulatur der vorderen und hinteren Gruppe des Schultergürtels.

4.12 Schultergürtelmuskulatur

Vordere Gruppe:

- **Unterschlüsselbeinmuskel** *(M. subclavius)*, zieht das Schlüsselbein nach unten
- **Kleiner Brustmuskel** *(M. pectoralis minor)*, zieht das Schulterblatt nach vorn-unten
- **Vorderer Sägezahnmuskel** *(M. serratus anterior)*, zieht das Schulterblatt nach oben und zur Seite

Hintere Gruppe:

- **Kapuzenmuskel** *(M. trapezius)*, zieht das Schulterblatt nach oben-medial und nach unten-medial
- **Schulterblattheber** *(M. levator scapulae)*, zieht das Schulterblatt nach oben-medial
- **Großer und kleiner Rautenmuskel** *(M. rhomboideus major* und *minor)*, bewirken die Medial- und Aufwärtsbewegungen des Schulterblattes

4.13 Oberarmknochen und Ellenbogengelenk

Der **Oberarm (Humerus)** ist ein großer Röhrenknochen. Sein oberer Teil ist mit dem Schulterblatt im Schultergelenk **(Articulatio humeri),** sein unterer über das **Ellenbogengelenk (Articulatio cubiti)** mit Elle und Speiche verbunden.

Ergänzen Sie die Abbildung mit den korrekten Beschriftungen.

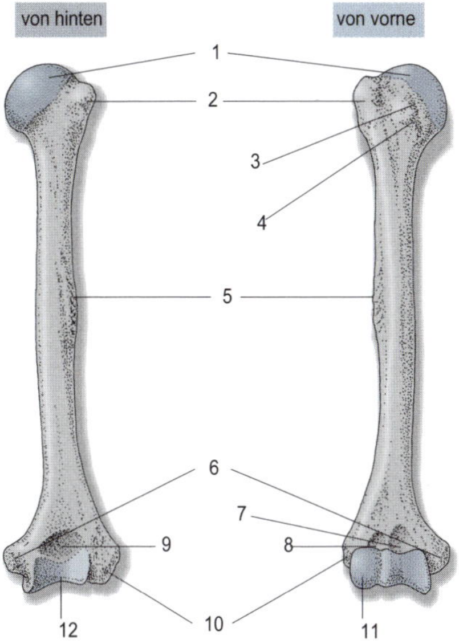

Abb. 4.6: Oberarmknochen.

4.13 Oberarmknochen und Ellenbogengelenk

1 **Oberarmkopf** *(Caput humeri):* proximales, halbkugeliges Ende des Humerus, Teil des Schultergelenks
2 **Großer Knochenhöcker** *(Tuberculum majus)*
3 **Oberarmhals** *(Collum anatomicum):* Furche, die den Oberarmkopf vom Schaft trennt
4 **Kleiner Knochenhöcker** *(Tuberculum minus)*
5 **Oberarmschaft** *(Corpus humeri):* Mittelstück
6 **Medialer Fortsatz der Oberarmknorren** *(Epicondylus medialis):* Knochenvorsprung am distalen Ende des Oberarmknochens, der zum Ansatz von Muskeln dient
7 **Mediale Kronenfortsatzgrube** *(Fossa coronoidea):* bietet Platz für den Kronenfortsatz der Elle bei Beugestellung des Gelenks
8 **Speichenkopfgrube** *(Fossa radialis):* nimmt den Speichenkopf auf
9 **Ellbogengrube** *(Fossa olecrani):* befindet sich dorsal des Oberarmknochens und nimmt den Hakenfortsatz *(Olecranon)* auf
10 **Seitlicher Fortsatz der Oberarmknorren** *(Epicondylus lateralis):* Knochenvorsprung am distalen Ende des Oberarmknochens, der zum Ansatz von Muskeln dient
11 **Oberarmköpfchen** *(Capitulum humeri):* Gelenkfläche für das Ellenbogengelenk
12 **Oberarmrolle** *(Trochlea):* Gelenkfläche für das Ellenbogengelenk

Ergänzung:

Zwischen den beiden Knochenhöckern verläuft in einer Furche **(Sulcus)** die lange Sehne des M. biceps brachii (Unterarmbeuger).

4.14 Oberarmmuskulatur

Die **Oberarmmuskeln (Musculi brachii)** gliedern sich in eine ventrale **Flexorengruppe** (Beuger) und dorsale **Extensorengruppe** (Strecker).

Benennen Sie anhand der Abbildung die Schulter- und Oberarmmuskulatur.

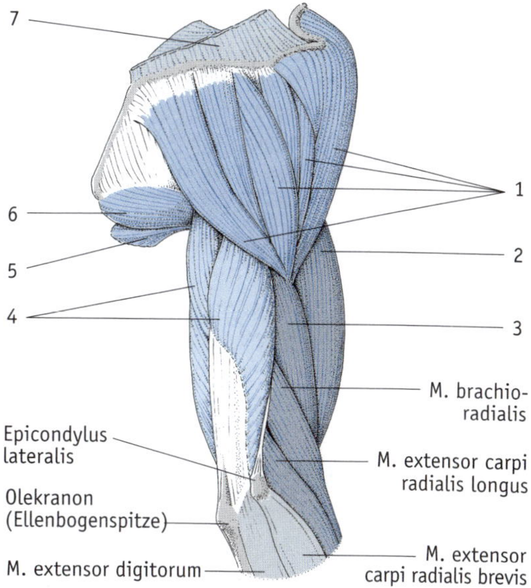

Abb. 4.7: Schulter- und Oberarmmuskulatur.

4.14 Oberarmmuskulatur

1 **Deltamuskel** *(M. deltoideus)*
2 **Zweiköpfiger Oberarmmuskel** *(M. biceps brachii)*
3 **Innerer Armbeuger** *(M. brachialis)*
4 **Dreiköpfiger Oberarmmuskel** *(M. triceps brachii)*
5 **Breiter Rückenmuskel** *(M. latissimus dorsi)*
6 **Großer und kleiner Rundmuskel** *(M. teres major* und *minor)*
7 **Kapuzenmuskel** *(M. trapezius)*

Ergänzung:

Die **Oberarmmuskulatur** entspringt am Oberarmknochen bzw. an der Scapula und zieht zu den Unterarmknochen.

4.15 Unterarm und Unterarmmuskulatur

Das Unterarmskelett besteht aus Elle **(Ulna)** und Speiche **(Radius)** und erstreckt sich vom Ellenbogengelenk bis zur Handwurzel.

Nennen Sie vier funktionelle Gruppen der Unterarmmuskulatur.

4.15 Unterarm und Unterarmmuskulatur

1 **Pronatoren:** bei Kontraktion: Drehung von Elle und Speiche um ihre Längsachse nach innen, „Pronation“

2 **Supinatoren:** bei Kontraktion: Drehung von Elle und Speiche um ihre Längsachse nach außen, „Supination“

3 **Hand- und Fingerbeuger:** Ursprung am Epicondylus medialis des Oberarms

4 **Hand- und Fingerstrecker:** Ursprung am Epicondylus lateralis des Humerus

Ergänzung:

Pronation und Supination: Umwendebewegung der Hand

Radiusköpfchenluxation: der Radiuskopf kann bei ruckartigem Zug am gestreckten Arm herausrutschen, sodass das ringförmige Halteband zwischen Radiuskopf und Oberarmköpfchen eingeklemmt wird.

Unteres Radioulnargelenk: an ihren distalen Enden sind Speiche und Elle durch ein Radgelenk (konkave Gelenkfläche bewegt sich um konvexe Gelenkfläche) miteinander verbunden.

4 Spezielle Knochen- und Muskellehre

4.16 Handskelett

Das **Handskelett** besteht aus den Handwurzel-, Mittelhand- und Fingerknochen, die miteinander gelenkig verbunden sind.

Benennen Sie anhand der Abbildung die Knochen der Hand.

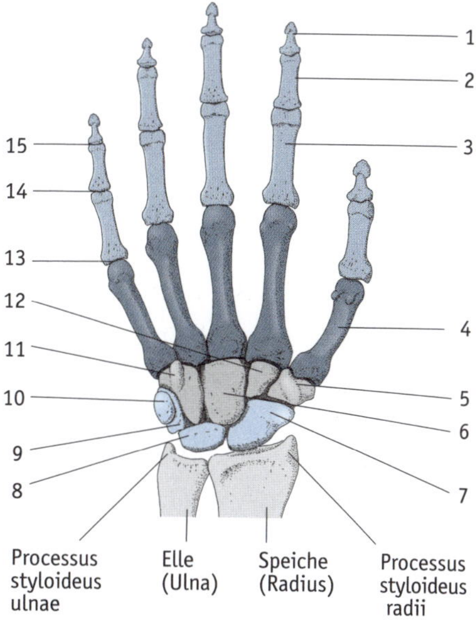

Abb. 4.8: Handskelett.

4.16 Handskelett

1 **Fingerendglied** *(Phalanx distalis)*
2 **Fingermittelglied** *(Phalanx media)*
3 **Fingergrundglied** *(Phalanx proximalis)*
4 **Mittelhandknochen** *(Os metacarpale)*
5 **Großes Vieleckbein** *(Os trapezium)*
6 **Kopfbein** *(Os capitatum)*
7 **Kahnbein** *(Os scaphoideum)*
8 **Mondbein** *(Os lunatum)*
9 **Dreiecksbein** *(Os triquetrum)*
10 **Erbsenbein** *(Os pisiforme)*
11 **Hakenbein** *(Os hamatum)*
12 **Kleines Vieleckbein** *(Os trapezoideum)*
13 **Fingergrundgelenk** *(Metacarpo-Phalangealgelenk)*
14 **Fingermittelgelenk** *(proximales Interphalangealgelenk)*
15 **Fingerendgelenk** *(distales Interphalangealgelenk)*

Eselsbrücke zu den Handwurzelknochen:

Es fährt ein Kahn im Mondenschein dreieckig um das Erbsenbein, Vieleck groß, Vieleck klein, der Kopf, der muss am Haken sein.

4.17 Handgelenks- und Fingermuskulatur

Die Streck- und Beugemuskeln für Hand und Finger verlaufen jeweils in zwei Schichten an der Streck- bzw. Beugeseite des Unterarms.

Benennen Sie anhand der Abbildung die Muskulatur der Hohlhand.

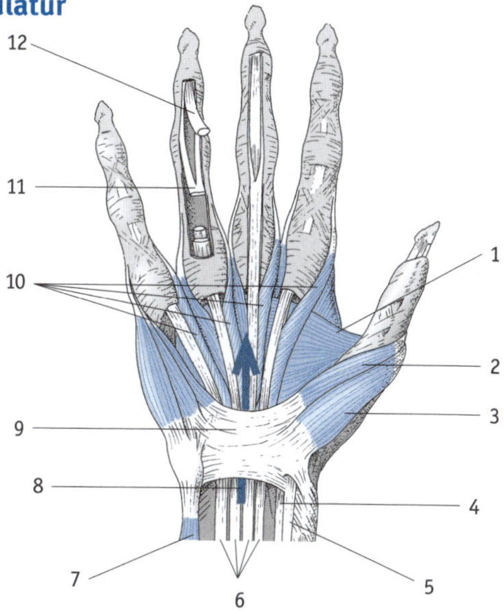

Abb. 4.9: Muskulatur der Hohlhand.

4.17 Handgelenks- und Fingermuskulatur

1 **Daumenzieher** *(M. adductor pollicis)*
2 **Kurzer Daumenbeuger** *(M. flexor pollicis brevis)*
3 **Kurzer Daumenabspreizer** *(M. abductor pollicis brevis)*
4 **Sehne des langen Daumenbeugers** *(M. flexor pollicis longus)*
5 **Sehne des radialen Handbeugers** *(M. flexor carpi radialis)*
6 **Sehnen des oberflächlichen Fingerbeugers** *(M. flexor digitorum superficialis)*
7 **Ulnarer Handbeuger** *(M. flexor carpi ulnaris)*
8 **Karpaltunnel** *(Canalis carpi)*
9 **Queres Band** *(Retinaculum flexorum)*
10 **Beuger der Fingergrundgelenke** und **Strecker der Fingermittelgelenke** bzw. **Fingerendgelenke** *(Mm. lumbricales)*
11 **Sehne des oberflächlichen Fingerbeugers** *(M. flexor digitorum superficialis)*
12 **Sehne des tiefen Fingerbeugers** *(M. flexor digitorum profundus)*

Ergänzung:

Retinaculum flexorum: ein Band, das einen Kanal bildet, durch den Sehnen und Leitungsbahnen zur Hand ziehen

4.18 Knochen des Beckens

Das **Becken (Pelvis)** ist das Bindeglied zwischen Rumpf und unterer Extremität. Die Beckenknochen sind ringförmig zusammengeschlossen (Beckenring oder Beckengürtel).

Benennen Sie anhand der Abbildung die Knochen des Beckens.

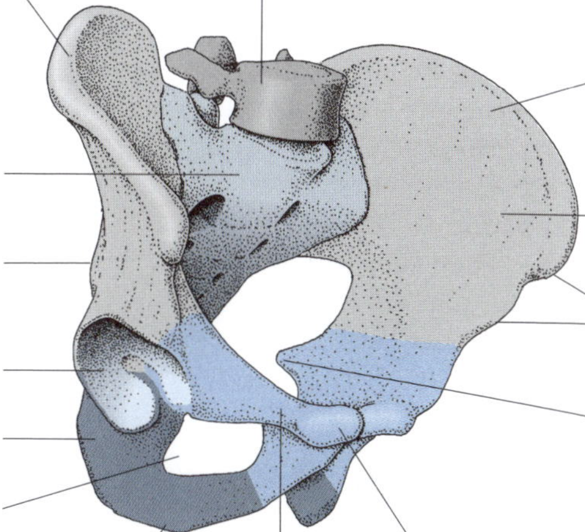

Abb. 4.10: Becken und Hüftbein.

4.18 Knochen des Beckens

1 **5. Lendenwirbel**
2 **Darmbein** *(Os ilium)*
3 **Darmbeinschaufel** *(Ala ossis ilii)*
4 **Vorderer oberer** und **vorderer unterer Darmbeinstachel** *(Spina iliaca anterior superior* und *inferior)*
5 **Hüftbeinstachel** *(Spina ischiadica)*
6 **Schambeinhöcker** *(Tuberculum pubicum)*
7 **Schambein** *(Os pubis)*
8 **Sitzbeinhöcker** *(Tuber ischiadicum)*
9 **Hüftloch** *(Foramen obturatum)*
10 **Sitzbein** *(Os ischii)*
11 **Hüftgelenkpfanne** *(Acetabulum)*
12 **Unterer hinterer Darmbeinstachel** *(Spina iliaca posterior inferior)*
13 **Kreuzbein** *(Os sacrum)*
14 **Darmbeinkamm** *(Crista iliaca)*

Ergänzung:

Beckenboden: das kleine Becken wird nach unten durch den Beckenboden verschlossen, besteht aus Bindegewebsplatten und Muskeln

4.19 Hüft- und Oberschenkelmuskulatur

Im **Hüftgelenk (Articulatio coxae),** einem Kugelgelenk (Nussgelenk), artikuliert der Femurkopf **(Caput femoris)** mit der Gelenkpfanne des Hüftbeins.

Benennen Sie anhand der Abbildung die Hüft- und Oberschenkelmuskulatur.

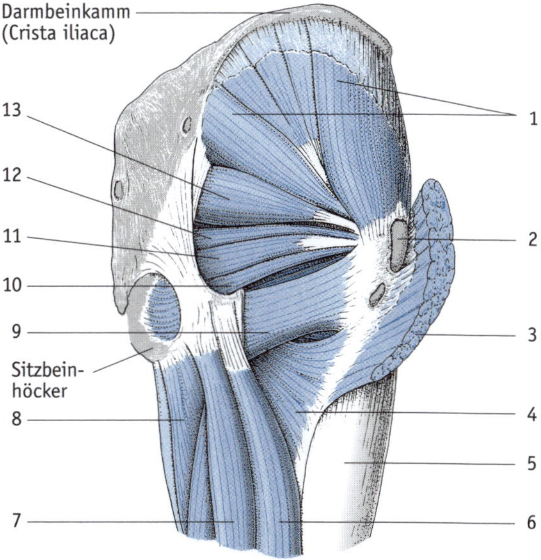

Abb. 4.11: Hüft- und Oberschenkelmuskulatur.

4.19 Hüft- und Oberschenkelmuskulatur

1 **M. glutaeus medius** (Abduktion, Innen- und Außenrotation)
2 **Bursa trochanterica** über dem Tuberculum majus (Schleimbeutel)
3 **M. glutaeus maximus** (Streckung und Außenrotation)
4 **M. adductor magnus** (Adduktion, Innenrotation und Streckung)
5 **Fascia lata** (derbe Hülle der Oberschenkelmuskulatur)
6 **M. biceps femoris** (Beugung und Außenrotation im Kniegelenk, Streckung im Hüftgelenk)
7 **M. semitendinosus** (Beugung und Innenrotation im Kniegelenk, Streckung im Hüftgelenk)
8 **M. semimembranosus** (Beugung und Innenrotation im Kniegelenk, Streckung im Hüftgelenk)
9 **M. quadratus femoris** (Adduktion und Außenrotation)
10 **M. gemellus inferior** (Außenrotation)
11 **M. obturatorius internus** (Außenrotation)
12 **M. gemellus superior** (Außenrotation)
13 **M. piriformis** (Abduktion und Außenrotation)

Merke:

Drei Bewegungsachsen im Hüftgelenk: Anteversion-Retroversion, Abduktion-Adduktion, Innen- und Außenrotation

4.20 Knöcherner Aufbau der unteren Extremität

Wie bei der oberen Extremität lassen sich auch bei der unteren Extremität drei Abschnitte unterscheiden:

- **Oberschenkel**
- **Unterschenkel**
- **Fuß**

Ergänzen Sie die Abbildung mit den korrekten Beschriftungen.

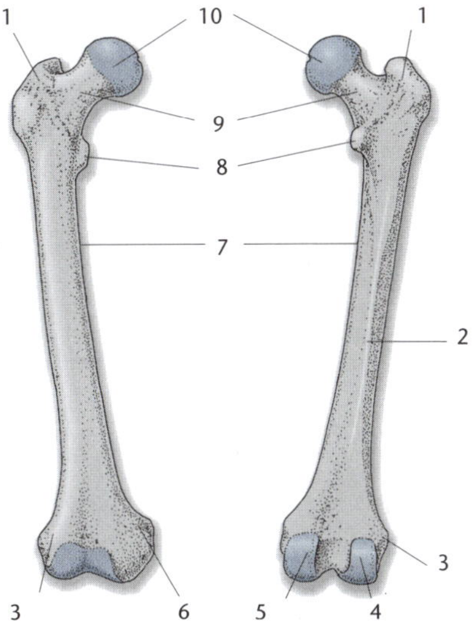

Abb. 4.12: Oberschenkelknochen.

4.20 Knöcherner Aufbau der unteren Extremität

1 **Großer Rollhügel** *(Trochanter major)*
2 **Raue Linie** *(Linea aspera)*
3 **Äußerer Gelenkknorren** *(Epicondylus lateralis)*
4 **Lateraler Gelenkhöcker** *(Condylus lateralis)*
5 **Medialer Gelenkhöcker** *(Condylus medialis)*
6 **Innerer Gelenkknorren** *(Epicondylus medialis)*
7 **Oberschenkelschaft** *(Corpus femoris)*
8 **Kleiner Rollhügel** *(Trochanter minor)*
9 **Schenkelhals** *(Collum femoris)*
10 **Oberschenkelkopf** *(Caput femoris)*

Ergänzung:

Schenkelhals: ist beim Laufen und Gehen besonders belastet. Im Alter nimmt die Knochenmasse ab, die Knochen werden brüchiger. Häufige Folge eines Sturzes auf die großen Rollhügel ist eine Schenkelhalsfraktur, die meist operativ versorgt werden muss.

4.21 Kniegelenk

Das **Kniegelenk (Articulatio genus)** ist ein **Scharniergelenk** und verbindet das **Femur** mit dem Schienbein **(Tibia).**

Ergänzen Sie die Abbildung mit den korrekten Beschriftungen.

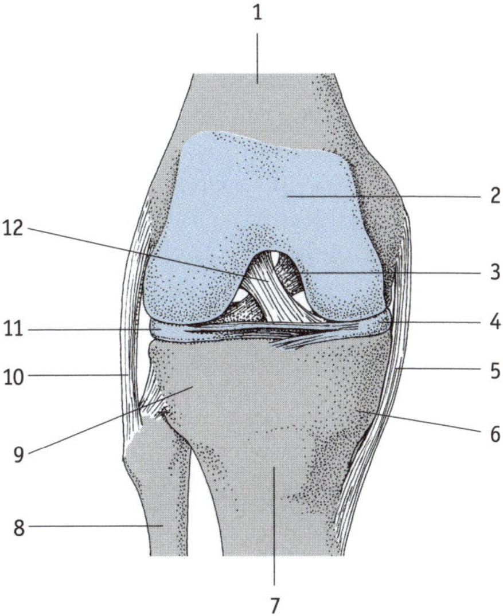

Abb. 4.13: Kniegelenk.

4.21 Kniegelenk

1 **Oberschenkelknochen** *(Femur)*
2 **Gelenkfläche** *(Facies articularis)*
3 **Hinteres Kreuzband** *(Ligamentum cruciatum posterior)*
4 **Innenmeniskus** *(Meniscus medialis)*
5 **Inneres Seitenband** *(Ligamentum collaterale mediale)*
6 **Innerer Gelenkhöcker** *(Condylus medialis)*
7 **Schienbein** *(Tibia)*
8 **Wadenbein** (Fibula)
9 **Äußerer Gelenkhöcker** *(Condylus lateralis)*
10 **Äußeres Seitenband** *(Ligamentum collaterale lateralis)*
11 **Außenmeniskus** *(Meniscus laterale)*
12 **Vorderes Kreuzband** *(Ligamentum cruciatum anterior)*

Ergänzung:

Kreuz- und Seitenbänder: die Kreuzbänder befinden sich innerhalb des Kniegelenks, verhindern Verschiebung der Gelenkanteile. An den Außenseiten wird die Kniegelenkkapsel durch die Seitenbänder verstärkt. Alle Bänder dienen der Sicherung und Bewegungsführung des Kniegelenks.

4.22 Fußskelett

Der **Fuß (Pes)** ist der am meisten belastete Körperteil und besteht aus **Fußwurzel, Mittelfuß** und **Zehen.**

Benennen Sie anhand der Abbildung die Knochen des Fußes.

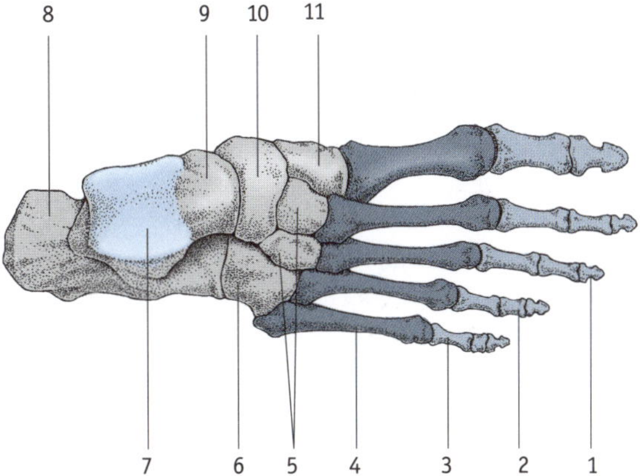

Abb. 4.14: Fußskelett.

4.22 Fußskelett

1 **Zehenendglied** *(Phalanx distalis)*
2 **Zehenmittelglied** *(Phalanx medialis)*
3 **Zehengrundglied** *(Phalanx proximalis)*
4 **Mittelfußknochen** *(Os metatarsale)*
5 **Mittleres und äußeres Keilbein** *(Os cuneiforme intermedium* und *laterale)*
6 **Würfelbein** *(Os cuboideum)*
7 **Oberes Sprunggelenk** (Scharniergelenk)
8 **Fersenbein** *(Calcaneus)*
9 **Sprungbein** *(Talus)*
10 **Kahnbein** *(Os naviculare)*
11 **Inneres Keilbein** *(Os cuneiforme mediale)*

Ergänzung:

Zehen: tragen mit zu einem sicheren Gang bei, indem sie das Abrollen des Fußes ermöglichen und das Gleichgewicht fördern.

4.23 Fußgewölbe und Fehlfunktionen

Fußwurzel und Mittelfußknochen sind mit kräftigen Bandzügen zu einem federnden **Längs- und Quergewölbe** verspannt, das die Körperlast auffängt. Das Fersenbein **(Calcaneus)** und der Vorfuß sind Hauptbelastungszonen vom Fußgewölbe und werden durch eine Fettschicht gepolstert.

Nennen Sie mindestens drei Fehlfunktionen der Fußwölbungen.

4.23 Fußgewölbe und Fehlfunktionen

1 **Spreizfuß** *(Pes transversus):* der Querbogen des Fußgewölbes flacht sich ab und die Abstände zwischen den Mittelfußknochen vergrößern sich
2 **Plattfuß** *(Pes planus):* Längs- und Quergewölbe sind abgeflacht, so dass beim Gehen fast die ganze Fußsohle auf dem Boden aufliegt
3 **Knickfuß** *(Pes valgus):* das Sprungbein verschiebt sich gegen den Calcaneus nach medial unten
4 **Hohlfuß** *(Pes excavatus):* das Längsgewölbe ist verstärkt und es resultiert eine stärkere Belastung des Fersen- und Vorfußbereichs beim Laufen

Ergänzung:

Längsgewölbe: wird verstärkt durch die kurzen Fußmuskeln, die Sehne des *M. tibialis posterior*, das *Lig. plantare longum*, die *Aponeurosis plantaris* und das *Ligamentum cacaneonaviculare.*

Quergewölbe: wird aufrecht erhalten von den Sehnen der *Mm. fibularis longus* und *tibialis posterior* sowie vom *Caput transversum* des *M. adductor hallucis.*

5 Haut

5.1 Aufgaben der Haut

Die **Haut (Cutis)** ist das größte Organ des menschlichen Körpers und hat eine Oberfläche von 1,5–2 m^2 und ein Gewicht von 3,5–10 kg. Sie bedeckt sowohl die äußeren als auch die inneren Körperoberflächen und bildet die Schranke zwischen Umwelt und innerem Milieu.

Nennen Sie mindestens vier Funktionen der Haut.

5.1 Aufgaben der Haut

1 **Aufnahme** von Sinneseindrücken aus der Außenwelt
2 **Ausscheiden** von Abfallstoffen und Salzen
3 **Immunfunktion**
4 **Kommunikation** (Erröten oder Erblassen, Mimik)
5 **Regulierung** der Körpertemperatur
6 **Schutz** vor Austrocknung des Körpers
7 **Stoffwechsel** durch Vitamin D-Bildung in der Haut

5 Haut

5.2 Hautschichten

Grob unterteilt besteht die Haut aus drei Schichten:

- **Oberhaut (Epidermis)** als äußerste Schicht
- **Lederhaut (Dermis oder Korium)**
- **Unterhaut (Subcutis).**

Nennen Sie für jede Hautschicht jeweils zwei Aufgaben.

5.2 Hautschichten

Oberhaut *(Epidermis):*

- Bildung einer **Hornschicht** (Schutz vor Verletzungen durch Verhornung)
- Schutz vor **UV-Strahlung** (z. B. durch Bildung von Melanin)

Lederhaut *(Dermis oder Korium):*

- Aufnahme von **Sinneseindrücken** (z. B. durch Berührungsrezeptoren)
- Immunfunktion

Unterhaut *(Subcutis):*

- Aufnahme von **Sinneseindrücken** (z. B. durch spezielle Druck- und Vibrationskörperchen)
- Kälteschutz und Energiespeicher

Ergänzung:

Hauttypen: (nach der Oberflächengestalt). Felderhaut bedeckt den größten Teil des Körpers. Leistenhaut ist auf die Innenseite von Hand und Fingern sowie Fußsohle und Zehen beschränkt.

Keratin der Oberhaut: der Hornstoff Keratin (hartes und dehnbares Protein) gibt der Haut eine Wasser abweisende Eigenschaft.

5 Haut

5.3 Hautdrüsen

Hautdrüsen sind **epithelialer** Herkunft, die sich in tiefere Hautschichten einsenken, aber durch lange **Ausführungsgänge** mit der Oberhaut in Verbindung bleiben. Bei den Hautdrüsen unterscheidet man **Duft-, Schweiß-** und **Talgdrüsen.**

Füllen Sie bitte die folgende Tabelle aus (mittlere und rechte Spalten).

Drüse	Art der Sekretabgabe	Vorkommen
Duftdrüse		
Schweißdrüse		
Talgdrüse		

Tab. 5.1: Hautdrüsen.

5.3 Hautdrüsen

Drüse	Art der Sekretion	Vorkommen
Duftdrüse	apokrine Sekretion	Achsel- und Genitalbereich
Schweißdrüse	merokrine Sekretion	Hand- und Fußsohle
Talgdrüse	holokrine Sekretion	Felderhaut mit Haaren

Tab. 5.1: Hautdrüsen.

Ergänzung:

Ohrschmalz: spezialisierte Talgdrüsen im äußeren Gehörgang produzieren ein gelblich-bräunliches, fettreiches Sekret, das sog. Ohrschmalz **(Cerumen).** Es transportiert Schmutzstoffe und Fremdkörper in Richtung Ohrmuschel.

5 Haut

5.4 Haare

Haare (Pili) befinden sich an fast allen Körperstellen (außer Hand- und Fußsohle). Sie bestehen aus **Haarwurzel** und **Haarschaft.** Die Haarwurzel wird von einem **Haarfollikel** umschlossen, der wiederum aus zwei epidermalen Zellschichten aufgebaut ist, einem **externen** und **internen** Wurzelblatt. An jedem Haar setzt ein Haarmuskel **(M. arrector pili)** an.

Nennen Sie mindestens zwei Funktionen der Haare.

5.4 Haare

1 **Schutz** vor eindringenden Fremdkörpern (z. B. Haare im Naseneingang und im äußeren Gehörgang)
2 **Tastempfindung**
3 **Wärmeschutz**

Ergänzung:

Haarfarbe: wird vom Melaningehalt bestimmt. Eine verminderte Melaninproduktion und gleichzeitige Lufteinschlüsse im Haarschaft sind für den grauweißen Haarton verantwortlich.

Nägel (Ungues): sind Platten harter und verhornter Oberhautzellen. Sie sind Schutz für Finger und Zehen und erleichtern Feinmotorik und Tastempfinden.

6 Nervensystem

6.1 Gliederung des Gehirns

Das **Gehirn (Encephalon)** des Menschen liegt in der Schädelhöhle und hat ein Gewicht von etwa 1250–1400 g. Es ist das zentrale Steuerorgan des Nervensystems und leitet Signale über das Rückenmark in die Peripherie bzw. empfängt und verarbeitet Signale aus der Peripherie.

Ergänzen Sie die folgende Abbildung mit den korrekten Beschriftungen.

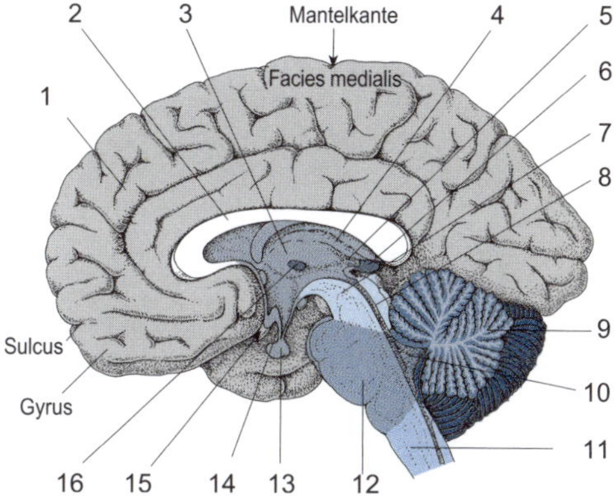

Abb. 6.1: Sagittalschnitt durch das Gehirn.

6.1 Gliederung des Gehirns

1 **Großhirn** *(Telencephalon)*
2 **Balken** *(Corpus callosum)*
3 **Zwischenhirn** *(Diencephalon)*
4 **Thalamus** (eiförmige Struktur aus vielen Einzelkernen)
5 **3. Ventrikel** *(Ventriculus tertius)*
6 **Zirbeldrüse** *(Epiphyse)*
7 **Mittelhirn** *(Mesencephalon)*
8 **Aquädukt** *(Aquaeductus mesencephali cerebri)*
9 **Kleinhirn** *(Cerebellum)*
10 **4. Ventrikel** *(Ventriculus quartus)*
11 **Verlängertes Mark** *(Medulla oblongata)*
12 **Brücke** *(Pons)*
13 **Hirnanhangsdrüse** *(Hypophyse)*
14 **Hypophysenstiel** *(Infundibulum)*
15 **Sehnerv** *(Nervus opticus)*
16 **Adhaesio interthalamica** (schmale Brücke aus Gliazellen)

6.2 Aufbau des Großhirns

Das **Großhirn (Telencephalon)** liegt direkt unter der Schädelkalotte und nimmt mit seinen beiden Hemisphären den größten Teil des Gehirns ein.

Benennen Sie anhand der Abbildung die Lappen, Furchen und Windungen des Großhirns.

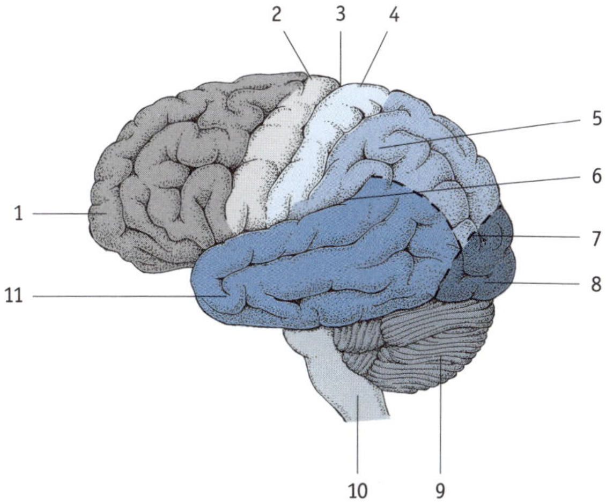

Abb. 6.2: Lappen, Furchen und Windungen des Großhirns.

6.2 Aufbau des Großhirns

1 **Stirnlappen** *(Lobus frontalis)*
2 **Vordere Zentralwindung** *(Gyrus praecentralis)*
3 **Zentralfurche** *(Sulcus centralis)*
4 **Hintere Zentralwindung** *(Gyrus postcentralis)*
5 **Scheitellappen** *(Lobus parietalis)*
6 **Seitliche Großhirnfurche** *(Sulcus lateralis)*
7 **Scheitel-Hinterhauptsfurche** *(Sulcus parietooccipitalis)*
8 **Hinterhauptslappen** *(Lobus occipitalis)*
9 **Kleinhirn** *(Cerebellum)*
10 **Hirnstamm** *(Truncus cerebri)*
11 **Schläfenlappen** *(Lobus temporalis)*

Ergänzung:

Graue Substanz (Großhirnrinde): bedeckt die gesamte Großhirnoberfläche und enthält 70 % aller Nervenzellen des Gehirns. Sie macht Sinneseindrücke bewusst und ermöglicht bewusstes Planen und Handeln.

Weiße Substanz: aus myelinisierten (markhaltigen) Nervenfasern, die verschiedene Hirnabschnitte miteinander verbinden, z. B. die Kommissurenbahnen, die quer verlaufen und die beiden Hirnhälften (Großhirnhemisphäre) miteinander verbinden.

6.3 Rindenfelder des Großhirns

Das Gehirn enthält durch die Sinnesorgane und die verschiedenen Rezeptoren Informationen über die Körperfunktionen. Die Verarbeitung erfolgt in speziellen Arealen der **Hirnrinde (Cortex).**

Benennen die anhand der Abbildung die wichtigsten Rindenfelder des Großhirns.

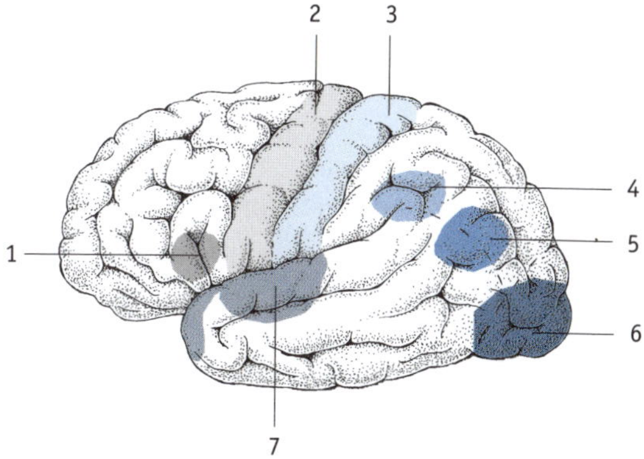

Abb. 6.3: Rindenfelder des Großhirns.

6.3 Rindenfelder des Großhirns

1 **Sprachzentrum** *(Broca):* koordiniert die einzelnen Bewegungen der Kehlkopf-, Lippen- und Zungenmuskeln
2 **Primär motorisches Rindenfeld** *(Gyrus praecentralis):* hier liegen alle Nervenzellen für die Steuerung bewusster Bewegungen
3 **Primär sensorisches Rindenfeld:** für die bewussten Empfindungen verantwortlich
4 **Sprachverständnis (Wernicke-Zentrum):** Rindenfeld, eng mit sekundärem Hörzentrum verbunden
5 **Lesezentrum:** sekundäres Sehzentrum im Scheitellappen für die Weiterverarbeitung visueller Eindrücke
6 **Sehzentrum:** Verarbeitung visueller Informationen zum bewussten Seheindruck
7 **Hörzentrum:** Verarbeitung akustischer Signale zu bewussten Hörempfindungen

Ergänzung:

Assoziationsgebiete des Gehirns: dienen der Zusammenführung und weiteren Verarbeitung von Sinneseindrücken und motorischen Handlungsentwürfen. Durch die Verbindungen von sensorischen Informationen mit motorischen Leistungen bilden diese Gebiete die Grundlage für logisches Denken und Kreativität.

6.4 Pyramidenbahn

Die **Pyramidenbahn (Tractus corticospinalis)** ist die Hauptbahn für die Steuerung der bewussten und willkürlichen Muskelaktivitäten. Die Fasern ziehen zu den motorischen Hirnnervenkernen und zum Rückenmark.

Beschreiben Sie den Verlauf der Pyramidenbahn.

6.4 Pyramidenbahn

Die Fasern der Pyramidenbahn haben ihren Ursprung im **primären motorischen Rindenfeld.** Nach dessen Verlassen ziehen sie durch die **Innere Kapsel** *(Capsula interna)* und den Hirnstamm zum **verlängerten Mark.** Dort kreuzen 70–90 % der Fasern auf die Gegenseite **(Pyramidenkreuzung,** *Decussatio pyramidum*)**,** um in den **Seitensträngen** des Rückenmarks abzusteigen. Die Fasern, die im verlängerten Mark nicht auf die Gegenseite kreuzen, ziehen durch die **Vorderstränge** des Rückenmarks nach kaudal.

Begriffserklärungen:

Capsula interna: Hauptweg für afferente und efferente Bahnen

Efferente Bahnen: ziehen vom ZNS in die Peripherie

Ergänzung:

Extrapyramidales System: vor allem für unwillkürliche Muskelbewegungen zuständig und dem pyramidalen System parallel geschaltet. Es greift aber auch in die Willkürmotorik ein und steuert somit die bewusste Motorik.

6 Nervensystem

6.5 Zwischenhirn

Das **Zwischenhirn (Diencephalon)** ist ein Areal zwischen den beiden Großhirnhemisphären und dient als die Schaltstelle zwischen Großhirn und Hirnstamm.

Füllen Sie bitte die rechte Spalte der Tabelle aus.

Bestandteil	Funktion
Hypophyse	
Hypothalamus	
Metathalamus	
Thalamus	

Tab. 6.1: Hauptbestandteile des Zwischenhirns.

6.5 Zwischenhirn

Bestandteil	Funktion
Hypophyse	Hauptorgan der hormonalen Steuerung
Hypothalamus	Regelung von Körperfunktionen
Metathalamus	Umschaltstelle der Seh- und Hörbahn
Thalamus	zentrale Schaltstation sensibler Bahnen

Tab. 6.1: Hauptbestandteile des Zwischenhirns.

Ergänzung:

Basalganglien (Nuclei basales): tief gelegene Kerngebiete des Großhirns und Zwischenhirns, in den Kerngebieten des Hirnstamms für die Bewegungskoordination zuständig. Schweif- und Schalenkern bilden zusammen den Streifenkörper *(Corpus striatum)*, Schalenkern und bleicher Körper den Linsenkern *(Nucleus lentiformis)*.

6.6 Limbisches System

Das **limbische System** besteht aus Strukturen des Groß-, Zwischen- und des Mittelhirns. Hier werden Erlebnisinhalte bewertet und emotionale Reaktionen wie Aggression, Erregtheit und Furcht ausgelöst.

Nennen Sie die zum limbischen System zählenden Strukturen.

6.6 Limbisches System

1 **Area entorhinalis des Schläfenlappens**
2 **Ammonshorn** *(Hippocampus)*
3 **Gewölbe** *(Fornix)*
4 **Gürtelwindung** *(Gyrus cinguli)*
5 **Mamillarkörper des Zwischenhirns** *(Corpus mamillare)*
6 **Mandelkern** *(Corpus amygdaloideum)*
7 **Teile des Hypothalmus**

Begriffserklärungen:

Area entorhinalis: Rindenfeld, spielt wichtige Rolle bei der Gedächtnisbildung

Fornix: Weiterleitungsstrang, dient als Verbindung zu den tiefer liegenden Strukturen

Gyrus cinguli: Großhirnwindung, umgreift den Balken **(Corpus callosum)** von vorne her

Limbisches System: ist nicht eindeutig definiert, kann jedoch als emotionales Bewertungszentrum bezeichnet werden.

6.7 Hirnstamm

Der **Hirnstamm (Truncus cerebri)** umfasst die Anteile des Zentralen Nervensystems, die das Großhirn mit dem Rückenmark verbinden. Der Hirnstamm wird in **Mittelhirn, Brücke** und **verlängertes Mark** gegliedert und besteht sowohl aus auf- und absteigenden Bahnen als auch aus Ansammlungen von Nervenzellen.

Füllen Sie bitte die rechte Spalte der Tabelle aus.

Anteile	Funktion
Brücke	
Formatio reticularis	
Mittelhirn	
Verlängertes Mark	

Tab. 6.2: Hirnstamm.

6.7 Hirnstamm

Anteile	Funktion
Brücke	Wichtige Schaltstelle bei der Feinabstimmung von Bewegungsabläufen, Kerngebiet und Austritt von Hirnnerven.
Formatio reticularis	Koordination und Regulation der Aktivität des Nervensystems.
Mittelhirn	Umschaltstation für Hör- und Sehnerven. Ort des Nucleus ruber und der Substantia nigra, die die Körperhaltung und den Muskeltonus beeinflussen (Morbus Parkinson).
Verlängertes Mark	Kontrolle des Blutkreislaufs, der Atmung, außerdem Nies-, Husten-, Schluck- und Saugreflex sowie Erbrechen.

Tab. 6.2: Hirnstamm.

Ergänzung:

Formatio reticularis: im Hirnstamm bis zum Thalamusbereich liegen locker verteilte Gruppen von Nervenzellen, die mit ihren Nervenfasern ein netzartiges Gebilde formen. Enthalten sind Zentren für die Regulation von Herz-Kreislauf und Atmung. Zuständig für Steuerung der Bewusstseinslage und des Schlaf-Wach-Rhythmus.

6 Nervensystem

6.8 Kleinhirn

Das **Kleinhirn (Cerebellum)** wiegt etwa 140 g und liegt unterhalb des Hinterhauptlappens in der hinteren Schädelgrube. Das Kleinhirn besteht aus zwei Hälften und ist durch auf- und absteigende Nervenbahnen mit dem Rückenmark, dem Mittelhirn, dem Großhirn und dem Gleichgewichtsorgan verbunden.

Nennen Sie drei Aufgaben des Kleinhirns.

6.8 Kleinhirn

1 **Kontrollzentrum** für die Koordination von willkürlicher Muskelaktivität
2 **Feinregulation** und Koordination von Muskeltonus
3 **Steuerung** der Körperstellungen zur Aufrechterhaltung des Gleichgewichts

Ergänzung:

Entwicklungsgeschichtlich lassen sich drei Anteile unterscheiden:

- **Urkleinhirn** *(Archicerebellum):* Gleichgewicht
- **Altkleinhirn** *(Paleocerebellum):* Muskeltonus
- **Neukleinhirn** *(Neocerebellum):* Bewegungskoordination

6.9 Hirnnerven

Die **Hirnnerven** sind **zwölf paarige Nerven,** die aus der Hirnbasis und dem Hirnstamm entspringen. Sie werden nach der Reihenfolge ihres Austritts aus dem Hirnstamm von oben nach unten mit römischen Ziffern von N. I bis N. XII benannt. Sie zählen zusammen mit den Spinalnerven zum **peripheren Nervensystem.**

Nennen Sie die zwölf Hirnnervenpaare.

Ooo, to touch a female virgin gives very amazing hours!

6.9 Hirnnerven

1 **Nervus olfactorius (I):** Riechnerv
2 **Nervus opticus (II):** Sehnerv
3 **Nervus oculomotorius (III):** Augenmuskelnerv, Innervation der äußeren Augenmuskeln *(Musculi recti superior, inferior, medialis* und *M. obliquus inferior),* des Pupillensphincters *(M. sphincter pupillae)* und des Ziliarmuskels *(M. ciliaris)*
4 **Nervus trochlearis (IV):** Augenmuskelnerv, Innervation eines äußeren Augenmuskels *(M. obliquus superior)*
5 **Nervus trigeminus (V):** Drillingsnerv *(*1. Ast *Nervus ophthalmicus,* 2. Ast *Nervus maxillaris* und 3. Ast *Nervus mandibularis),* Innervation von Kaumuskeln und sensible Versorgung des Gesichts
6 **Nervus abducens (VI):** Augenmuskelnerv, Innervation eines äußeren Augenmuskels *(M. rectus lateralis)*
7 **Nervus facialis (VII):** Gesichtsnerv, Innervation von mimischer Muskulatur und von Tränen-, Mund-, Nase- und Rachendrüsen
8 **Nervus verstibulocochlearis (VIII):** Hör- und Gleichgewichtsnerv
9 **Nervus glossopharyngeus (IX):** Zungen- und Rachennerv, Innervation von Ohrspeicheldrüse *(Glandula parotis),* Rachenmuskeln und Druck- und Chemorezeptoren im Karotissinus *(Glomus caroticum)*
10 **Nervus vagus (X):** Eingeweidenerv, Innervation von Kehlkopf- und Rachenmuskeln, Eingeweide bis zur linken Colonflexur, Schleimhaut der Luft- und Speiseröhre
11 **Nervus accessorius (XI):** Halsnerv, Innervation von zwei Halsmuskeln *(Mm. sternocleidomastoideus* und *Mm. trapezius)*
12 **Nervus hypoglossus (XII):** Zungennerv, Innervation der Zungenmuskeln

6 Nervensystem

6.10 Rückenmark

Das **Rückenmark** *(Medulla spinalis)* ist ein ca. 40 cm langer Nervenstrang, der im Wirbelkanal liegt und in Höhe des zweiten Lendenwirbels endet.

Benennen Sie anhand der Abbildung die inneren Strukturen des Rückenmarks.

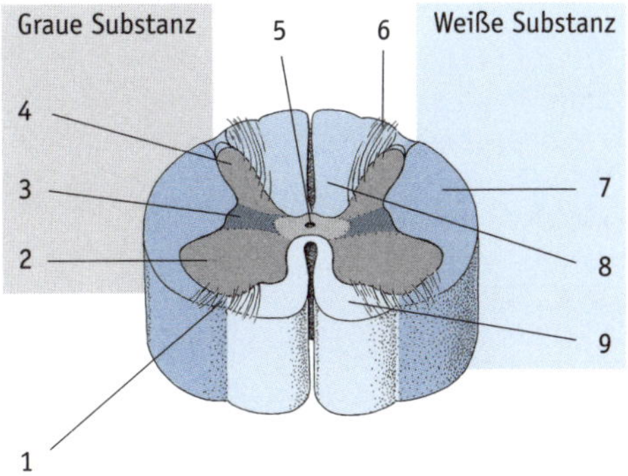

Abb. 6.4: Das Rückenmark im Querschnitt.

6.10 Rückenmark

1 **Vordere Nervenwurzel** *(Radix ventralis)*
2 **Vorderhorn** *(Cornu anterius)*
3 **Seitenhorn** *(Cornu laterale)*
4 **Hinterhorn** *(Cornu posterius)*
5 **Zentralkanal** *(Canalis centralis)*
6 **Hintere Nervenwurzel** *(Radix dorsalis)*
7 **Seitenstrang** *(Funiculus lateralis)*
8 **Hinterstrang** *(Funiculus dorsalis)*
9 **Vorderstrang** *(Funiculus ventralis)*

Ergänzung:

Cauda equina *(Pferdeschwanz):* die Gesamtheit der Vorderwurzeln und der Hinterwurzeln des Rückenmarks, die sich im Wirbelkanal ab dem 2. Lendenwirbel bis in das Kreuzbein hinein erstrecken.

6.11 Reflexbogen

Reflexhandlungen sind stereotype und unwillkürliche Reaktionen auf bestimmte Reize und dienen der Gefahrenabwehr. Sie werden über so genannte Reflexbögen vermittelt. Man unterscheidet **Eigenreflexe** *(monosynaptisch)* von **Fremdreflexen** *(polysynaptisch).*

Füllen Sie bitte die linke Spalte der Tabelle aus.

Reflexart	Beispiel
	Achillessehnenreflex
	Bauchhautreflex
	Hustenreflex
	Patellarsehnenreflex (PSR)

Tab. 6.3: Eigen- und Fremdreflexe.

6.11 Reflexbogen

Reflexart	Beispiel
Eigenreflex (monosynaptischer Reflex)	Achillessehnenreflex
Fremdreflex (polysynaptischer Reflex)	Bauchhautreflex
Fremdreflex (polysynaptischer Reflex)	Hustenreflex
Eigenreflex (monosynaptischer Reflex)	Patellarsehnenreflex (PSR)

Tab. 6.3: Eigen- und Fremdreflexe.

Ergänzung:

Eingeweidereflexe: über diese Reflexe, die unbewusst erfolgen, steuert das autonome Nervensystem z. B. Blutgefäß- und Herzmuskulatur, Drüsen, Eingeweidemuskulatur und die Geschlechtsorgane.

1. Störung
2. Rezeptor nimmt Reiz auf
3. sendet Impuls ans Reflexzentrum im ZNS
4. Bildung d. Antwort
5. motorische Nervenfasern senden Reflexantwort zum Effektor, z. B. Muskel

6.12 Aufbau des Spinalnervs

Spinalnerven (Nervi spinales) gehören zum Peripheren Nervensystem und besitzen einen efferenten und einen afferenten Anteil. Ihre Zellkörper bezeichnet man auch als Wurzelzellen.

Ergänzen Sie die folgende Textpassage mit den unten stehenden Begriffen.

Aus dem ____________ und dem ____________ des Rückenmarks abgehende Nervenwurzeln vereinigen sich zu einem ____________, der ____________ den Wirbelkanal durch das ____________ verlässt. Dieser Nerv ist ein gemischter Nerv, welcher sowohl ____________ als auch ____________ Anteile führt.

Hinterhorn, motorische, segmentweise, sensible, Spinalnerv, Vorderhorn, Zwischenwirbelloch

6.12 Aufbau des Spinalnervs

Aus dem Vorderhorn und dem Hinterhorn des Rückenmarks abgehende Nervenwurzeln vereinigen sich zu einem Spinalnerv, der segmentweise den Wirbelkanal durch das Zwischenwirbelloch verlässt. Dieser Nerv ist ein gemischter Nerv, welcher sowohl motorische als auch sensible Anteile führt.

Begriffserklärungen:

Efferent: herausführend, Impulse werden aus dem Zentralnervensystem an die Peripherie weitergeleitet

6.13 Spinalnervenplexus

Die **Spinalnerven** durchmischen sich vor allem im Hals-, Lenden- und Kreuzbeinbereich zu Nervengeflechten **(Plexus),** wo sich dann aus Teilen mehrerer Spinalnerven periphere Nerven bilden.

Füllen Sie bitte die linke Spalte der Tabelle aus.

Plexus	Spinalnerven
	Nervus ischiadicus, N. tibialis
	Nervus medianus, N. radialis, N. ulnaris
	Nervus phrenicus, N. auricularis magnus
	Nervus femoralis, N. saphenus

Tab. 6.4: Spinalnerven mit ihren Geflechten.

6.13 Spinalnervenplexus

Plexus	Spinalnerven
Plexus sacralis (Kreuzbeingeflecht, L5–S4)	Nervus ischiadicus, N. tibialis
Plexus brachialis (Armgeflecht, C5–Th1)	Nervus medianus, N. radialis, N. ulnaris
Plexus cervicalis (Halsgeflecht, C1–C4)	Nervus phrenicus, N. auricularis magnus
Plexus lumbalis (Lendengeflecht, L1–L4)	Nervus femoralis, N. saphenus

Tab. 6.4: Spinalnerven mit ihren Geflechten.

Ergänzung:

Lähmungen: bei peripherer Lähmung sind motorische Vorderhornzellen im Rückenmark oder ihre Nervenfortsätze geschädigt, eine schlaffe Lähmung ist die Folge. Bei zentraler Lähmung ist das primäre motorische Rindenfeld oder der Bereich der Pyramidenbahn geschädigt. Eine spastische Lähmung mit erhöhtem Muskeltonus ist die Folge.

Schamgeflecht *(Plexus pudendus, S3–S5):* versorgt Beckeneingeweide, Damm und äußere Genitale.

6.14 Vegetatives Nervensystem

Das **vegetative Nervensystem (autonomes Nervensystem)** stimuliert und reguliert lebenswichtige Organfunktionen, die unwillkürlich und unbewusst ablaufen. Es besteht aus dem Sympathikus und dem Parasympathikus, die oft gegensinnige Wirkungen haben.

Füllen Sie bitte die folgende Tabelle aus.

Organ	Sympathikus	Parasympathikus
Bronchien		
Herzmuskel		
Magen-Darm-Trakt		
Pupille		
Speicheldrüsen		

Tab. 6.5: Wichtige Funktionen des vegetativen Nervensystems.

6.14 Vegetatives Nervensystem

Organ	Sympathikus	Parasympathikus
Bronchien	Erweiterung	Verengung
Herzmuskel	Herzfrequenzanstieg	Herzfrequenzabfall
Magen-Darm-Trakt	Dämpfung der Mobilität	Steigerung der Mobilität
Pupille	Erweiterung	Verengung
Speicheldrüsen	Verminderung der Sekretion	Steigerung der Sekretion

Tab. 6.5: Wichtige Funktionen des vegetativen Nervensystems.

Ergänzung:

Darmnervensystem *(enterisches Nervensystem):* wird als dritter Teil des vegetativen Nervensystems betrachtet. Es steuert die Blutversorgung und die Bewegungen des Magen-Darm-Traktes sowie die Sekretion der Verdauungssäfte und funktioniert vollkommen ohne Einfluss des zentralen Nervensystems.

6 Nervensystem

6.15 Hirn- und Rückenmarkshäute

Das Nervengewebe von Gehirn und Rückenmark wird von drei bindegewebigen **Hirnhäuten (Meningen)** umhüllt.

Ergänzen Sie die folgende Abbildung mit den korrekten Beschriftungen.

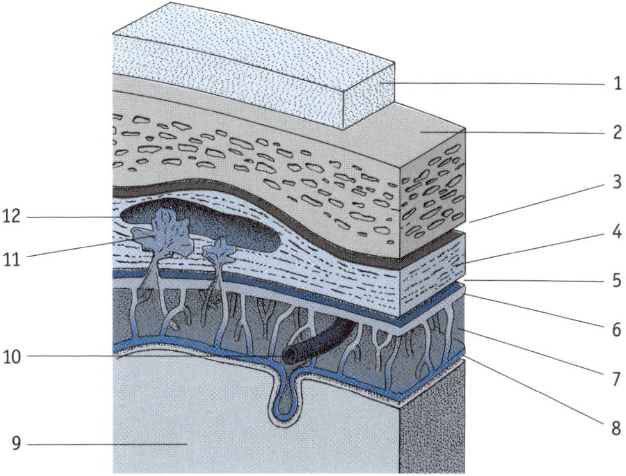

Abb. 6.5: Hirnhäute.

6.15 Hirn- und Rückenmarkshäute

1 **Kopfschwarte** (bildet eine Weichteilschicht am Gehirnteil des Kopfes)
2 **Schädelknochen** *(Os cranii)*
3 **Epiduralraum** *(Spatium epidurale)*
4 **Dura mater** (harte Hirnhaut)
5 **Subduralraum** *(Spatium subdurale)*
6 **Arachnoidea** (Spinngewebshaut)
7 **Subarachnoidalraum** *(Cavitas subarachnoidea)*
8 **Pia mater** (weiche Hirnhaut)
9 **Gehirn** *(Cerebrum)*
10 **Arterie** *(Arteria)*
11 **Arachnoidalzotte** (Pacchionische Granulation, Vorstülpung der Spinngewebshaut in eine Vertiefung des Knochens)
12 **Venöser Blutleiter** *(Sinus)*

6 Nervensystem

6.16 Liquor und Liquorräume

Der **Liquor cerebrospinalis** ist eine klare und eiweißarme Flüssigkeit, die die **Hohlräume** im Gehirn sowie den Subarachnoidalraum ausfüllt. Täglich wird ca. ½ Liter von den Kapillargeflechten **(Plexus choroidei)** und der inneren Auskleidungsschicht *(Ependym)* und der Liquorräume gebildet.

Nennen Sie anhand der Abbildung die Bestandteile des Ventrikelsystems.

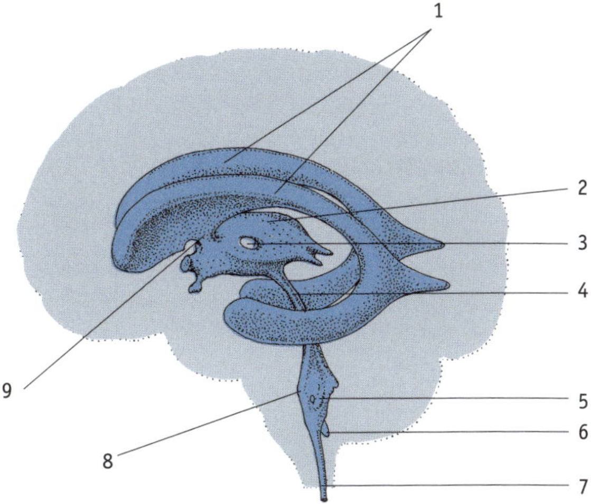

Abb. 6.6: Ventrikelsystem.

6.16 Liquor und Liquorräume

1 **I. und II. Ventrikel** (Seitenventrikel)
2 **III. Ventrikel** *(Ventriculus tertius)*
3 **Adhaesio interthalamica** (Verwachsung oder Verklebung des *Thalamus* beider Seiten über den Ventriculus tertius hinweg)
4 **Aquädukt** *(Aquaeductus cerebri)*
5 **Seitliche Öffnung des vierten Ventrikels** *(Foramen Luschkae)*
6 **Mittlere Öffnung des vierten Ventrikels** *(Foramen Magendii)*
7 **Zentralkanal** *(Canalis centralis)*
8 **IV. Ventrikel** *(ventriculus quartus)*
9 **Zwischenkammerloch** *(Foramen interventriculare)*

Ergänzung:

Blut-Liquor-Schranke: kann nur von wenigen Arzneimitteln passiert werden. Diese Barriere wird von Gliazellen und Anteilen der *Pia mater* gebildet.

6.17 Blutversorgung des ZNS

Die kontinuierliche Sauerstoff- und Nährstoffzufuhr des Gehirns erfolgt über ein Arteriensystem an der Hirnbasis.

Füllen Sie bitte die linke Spalte der Tabelle aus.

Hirnarterien	Versorgungsgebiet
	Versorgung der vorderen Hirnhälfte
	Versorgung der mittleren Hirnhälfte
	Versorgung der hinteren Hirnanteile

Tab. 6.6: Arterielle Blutversorgung des Gehirns.

6.17 Blutversorgung des ZNS

Hirnarterien	Versorgungsgebiet
Arteria cerebri anterior	Versorgung der vorderen Hirnhälfte
Arteria cerebri media	Versorgung der mittleren Hirnhälfte
Arteria cerebri posterior	Versorgung der hinteren Hirnanteile

Tab. 6.6: Arterielle Blutversorgung des Gehirns.

Ergänzung:

Circulus arteriosus cerebri: arterieller Gefäßring an der Hirnbasis, entsteht durch Verbindungsarterien zwischen Arterien der linken und rechten Hirnhälfte. Ermöglicht Blutaustausch zwischen rechts- und linksseitigen Hirnarterien

Die beiden Halsschlagadern *(A. carotis)* führen das Blut zum Gehirn, Aufteilung in *A. carotis interna* und *externa.* Die A. carotis interna versorgt das Gehirn und hat eine Querverbindung *(Anastomose)* zur *A. cerebri posterior,* die aus der *A. basiliaris* und den *Aa. vertebrales* gespeist wird.

7 Sinnesorgane

7.1 Sinnesorgane

Die **Sinnesrezeptoren** *(Sensoren, „Messfühler")* sind spezialisierte Zellen, die in der Haut liegen. Sie nehmen äußere Reize wie Berührung, Druck, Vibration, Juckreiz, Schmerz und Temperatur auf und leiten diese Reize weiter. Es gibt verschiedene **Hautrezeptoren,** die jeweils auf bestimmte Reizarten reagieren.

Nennen Sie für die unten aufgeführten Hautrezeptoren (Mechanorezeptoren) jeweils eine spezielle Reizcharakteristik.

1 **Merkel-Tastscheiben (Merkel-Zellen)**
2 **Meissner-Tastkörperchen**
3 **Vater-Pacini-Lamellenkörperchen**
4 **Ruffini-Körperchen (Ruffini-Kolben)**

7.1 Sinnesorgane

1 **Merkel-Tastscheiben:** spezialisierte Hautzellen in haarlosen Körperregionen, reagieren auf **Tastreize**

2 **Meissner-Tastkörperchen:** zahlreich vorhanden in Fingerspitzen, Hand- und Fußsohlen, Augenlidern, Lippen und äußerem Genitale, reagieren auf **mechanische Verformung der Hautoberfläche**

3 **Vater-Pacini-Lamellenkörperchen:** Vorkommen in Unterhaut, inneren Organen, an der Oberfläche von Sehnen und in der Umgebung von Gelenken, reagieren auf **Druck- und Vibrationsreize**

4 **Ruffini-Körperchen:** Vorkommen in Leder- und Unterhaut, in Hüllen der inneren Organe und in Gelenkkapseln; sie sind **Dehnungsrezeptoren**

Ergänzung:

Freie Nervenendigungen: afferente Nervenfasern ohne Hülle *(Myelinschicht).*

Haarfollikelrezeptoren: afferente Nervenfasern, die den Haarfollikel umspinnen, um Haarberührungen zu registrieren.

7.2 Schmerzempfindung

Schmerzempfindungen werden über **Schmerzrezeptoren (Nozizeptoren)** vermittelt. Diese liegen als freie Nervenendigungen in fast allen Körpergeweben und reagieren auf chemische Stoffe **(z. B. Histamin),** die bei Gewebsschäden (z. B. Entzündungen) freigesetzt werden.

Beschreiben Sie den Prozess vom Schmerzreiz bis zur Schmerzwahrnehmung (Schmerzbahn).

7.2 Schmerzempfindung

Erfahren Schmerzrezeptoren einen Reiz, z.B. bei Verletzungen, gelangt das Schmerzsignal über Nervenfasern zum **Rückenmark.** Von dort gelangt es über den **Thalamus** zu den sensorischen Rindenfeldern des **Großhirns** *(Gyrus postcentralis),* wo jetzt die bewusste Wahrnehmung und Verarbeitung von Schmerz- und Temperaturempfindungen erfolgt.

Begriffserklärungen:

Schmerzrezeptoren *(Nozizeptoren):*

- mit *A-Delta-Fasern* (schnell leitende Fasern): für den hellen, stechenden Schmerz
- mit *C-Fasern* (langsam leitende Fasern): für den dumpfen, häufig tieferen Schmerz

Ergänzung:

Oberflächenschmerz (somatischer Schmerz): hat zwei nacheinander bewusst werdende Anteile:

1) räumlich und zeitlich gut definierbar, klingt schnell ab.
2) brennend, schwerer lokalisierbar, klingt langsamer ab.

7.3 Aufbau des Ohrs

Das menschliche **Ohr** besteht aus drei Abschnitten: das **äußere Ohr,** das **Mittelohr** und das **Innenohr.**

Benennen Sie anhand der Abbildung mindestens 6 Teilstrukturen des Ohrs.

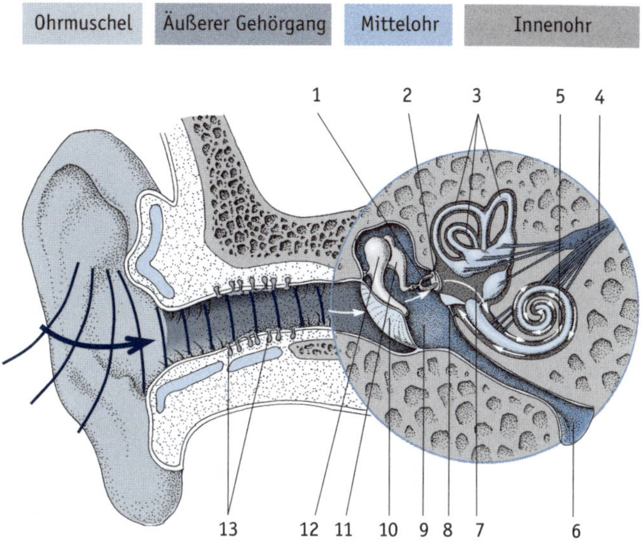

Abb. 7.1: Aufbau des Ohrs.

7.3 Aufbau des Ohrs

1 **Steigbügel** *(Stapes)*
2 **Ovales Fenster** *(Fenestra vestibuli)*
3 **Bogengänge** *(Ductus semicirculares)*
4 **Nervus vestibulocochlearis** (VIII. Hirnnerv)
5 **Schnecke** *(Cochlea)*
6 **Ohrtrompete** (*Tuba auditiva*, führt zum Rachen)
7 **Vorhof** *(Vestibulum)*
8 **Rundes Fenster** *(Fenestra cochleae)*
9 **Paukenhöhle** *(Cavum tympani)*
10 **Trommelfell** *(Membrana tympani)*
11 **Amboss** *(Incus)*
12 **Hammer** *(Malleus)*
13 **Ohrschmalzdrüse** *(Glandulae ceruminosae)*

Ergänzung:

Die Schnecke, als Teil des Innenohres, beherbergt das eigentliche **Hör-** (Corti-Organ) und das **Gleichgewichtsorgan.** (☞ K 77).

7.4 Hörfunktion

Das **Hörorgan** kann Schallwellen im Frequenzbereich von 16 bis 20000 Hz unterscheiden. **Schallwellen** sind Druckschwankungen der Luft, die sich wellenförmig ausbreiten und auf das Ohr treffen. Dort gelangen sie durch den äußeren Gehörgang über die Gelenkknöchelchen des Mittelohrs in das Innenohr. Dieser Weg des Schalls heißt **Luftleitung.**

Beschreiben Sie den Hörvorgang.

7.4 Hörfunktion

Die Schallwellen gelangen durch den äußeren Gehörgang auf das **Trommelfell,** es wird in Schwingung versetzt und überträgt diese auf die **Gehörknöchelkette** (Hammer, Amboss, Steigbügel) und das **ovale Fenster.** Die darauf übertragenen Druckschwingungen versetzen die Ohrlymphe **(Perilymphe)** der Schnecke in Bewegung und durchlaufen diese Flüssigkeit als **Wanderwellen** bis zur Schneckenspitze **(Helicotrema).** Die Bewegung der Ohrlymphe versetzt die Hörhärchen der Sinneszellen **(Haarzellen)** in Schwingung und löst in ihnen Impulse aus, die durch die Fasern des **N. vestibulocochlearis** (VIII. Hirnnerv) ins **Hörzentrum des Großhirnschläfenlappens** gelangen.

Ergänzung:

Audiometrie: Messverfahren für die Hörfunktion, mit einem Audiometer durchgeführt. Erzeugung von Tönen bestimmter Frequenz (in Hertz = Hz) und Intensität (in Dezibel = dB), Patienten geben an, wann sie zuerst einen Ton hören. So werden die individuellen Hörschwellen ermittelt.

7 Sinnesorgane

7.5 Gleichgewichtsorgan

Der **Gleichgewichtssinn** arbeitet eng mit anderen Sinnesorganen (Augen, Tiefensensibilität) zusammen, um die **Orientierung** im Raum und die Aufrecherhaltung von Kopf- und Körperhaltung zu gewährleisten.

Ergänzen Sie die folgende Textpassage mit den unten stehenden Begriffen.

Zum Gleichgewichtsorgan gehören ____________ mit ihren ____________, in denen sich die ____________ befinden. Weiterhin gehört zum Gleichgewichtsorgan der ____________, der aus großem Vorhofsäckchen und kleinem Vorhofsäckchen mit den jeweiligen ____________ besteht.

Erweiterungen, drei Bogengänge, Haarzellen, Sinnesfeldern, Vorhof

7.5 Gleichgewichtsorgan

Zum Gleichgewichtsorgan gehören drei Bogengänge mit ihren Erweiterungen, in denen sich die Haarzellen befinden. Weiterhin gehört zum Gleichgewichtsorgan der Vorhof, der aus großem Vorhofsäckchen und kleinem Vorhofsäckchen mit den jeweiligen Sinnesfeldern besteht.

Ergänzung:

Nystagmus (Augenzittern): rhythmische Hin- und Herbewegungen der Augäpfel, bedingt durch Störungen des Vestibularapparats oder des Kleinhirns, bei einem ruhenden Menschen immer krankhaft, jedoch beim Beobachten bewegter Bilder normal.

Rezeptororgan der Bogengänge: jeder Bogengang besitzt eine Erweiterung *(Ampulle)* mit einem leistenförmigen Wulst aus Sinnes- und Stützzellen *(Crista ampullaris).* Der geeignete Reiz für diese Sinneszellen ist die Drehbeschleunigung des Kopfes.

7.6 Struktur des Augapfels

Der **Augapfel (Bulbus oculi)** liegt in der Augenhöhle **(Orbita)**. Die Wand des Bulbus ist aus drei Schichten aufgebaut: äußere, mittlere und innere Augenhaut.

Benennen Sie mindestens 10 Teilstrukturen des Auges.

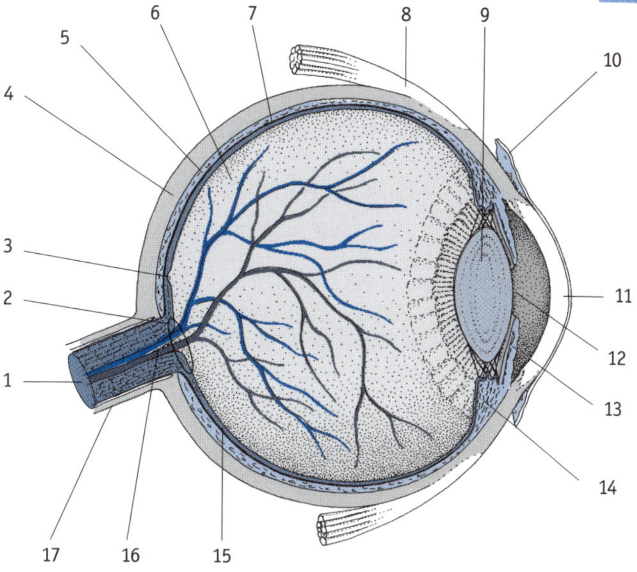

Abb. 7.2: Struktur des Augapfels.

7.6 Struktur des Augapfels

1 **Sehnerv** *(Nervus opticus)*
2 **Sehnervenpapille** (blinder Fleck)
3 **Gelber Fleck und Fovea centralis**
4 **Lederhaut** *(Sklera,* äußerste Augenhaut*)*
5 **Aderhaut** *(Choroidea,* mittlere Augenhaut*)*
6 **Glaskörper** *(Corpus vitreum)*
7 **Pigmentepithel** *(Stratum pigmentosum)*
8 **Augenmuskel**
9 **Linse** *(Lens)*
10 **Bindehaut** *(Konjunktiva)*
11 **Hornhaut** *(Kornea)*
12 **Pupille**
13 **Regenbogenhaut** *(Iris)*
14 **Ziliarkörper** *(Musculus ciliaris)*
15 **Netzhaut** *(Retina,* innere Augenhaut*)*
16 **Zentrale Netzhautarterie** *(Arteria centralis retinae)*
17 **Harte Hirnhaut** *(Dura mater)*

7.7 Schichtaufbau der Retina

Die **Netzhaut (Retina)** ist aus mehreren Schichten aufgebaut. In ihr liegen die empfindlichen Sinneszellen **(Photorezeptoren),** die aus etwa 120 Mio. **Stäbchen** und etwa 6 Mio. **Zapfen** bestehen.

Von außen nach innen folgen aufeinander:

- das Pigmentepithel
- die Schicht der **Photorezeptoren** (1. Neuron)
- die Schicht der **Bipolarzellen** (2. Neuron)
- die Schicht der **Ganglienzellen** (3. Neuron)

Welche Funktion haben folgende Zelltypen der Retina?

1 Pigmentzellen
2 Stäbchen
3 Zapfen
4 Ganglienzellen

7.7 Schichtaufbau der Retina

1 **Pigmentepithel mit Pigmentzellen:** enthalten reichlich Melanin, schützen das Augeninnere und die Aderhaut vor störendem Lichteinfall und UV-Strahlen
2 **Stäbchen:** befinden sich eher in Netzhautperipherie, erkennen unterschiedliche Helligkeitsstufen, benötigen sehr wenig Licht, für das Dämmerungssehen geeignet
3 **Zapfen:** befinden sich vor allem im Zentrum der Netzhaut, nehmen Farbunterschiede wahr, benötigen viel Licht und sind für das Sehen bei Tage zuständig
4 **Ganglienzellen:** ihre Axone vereinigen sich im Bereich der Papille **(Papilla nervi optici)** zum Sehnerv, der die Sinneseindrücke an das Sehzentrum im Hinterhauptslappen des Gehirns weiterleitet

Ergänzung:

Gelber Fleck (Macula lutea): zapfenreiches Gebiet im Retinazentrum, Ort des schärfsten Sehens

Blinder Fleck: hier tritt der Sehnerv *(Nervus opticus)* aus dem Auge aus *(Papille)*, es sind weder Stäbchen noch Zapfen vorhanden, das Sehvermögen fehlt

7.8 Sehvorgang

Lichtstrahlen, die auf die Netzhaut fallen, passieren lichtbrechende Strukturen wie Hornhaut, Kammerwasser, Linse und Glaskörper **(dioptrischer Apparat).** Die Lichtstrahlen werden dabei an der Hornhaut und in der Linse gebrochen und auf der Netzhaut entsteht ein verkleinertes Spiegelbild des betrachteten Objektes, das im Sehzentrum des Gehirns wieder „entspiegelt" wird.

Beschreiben Sie den Verlauf der Sehbahn.

7.8 Sehvorgang

Jedes Auge hat ein temporales und ein nasales Gesichtsfeld. Das **temporale Gesichtsfeld** projiziert auf den nasalen Teil der Netzhaut, das **nasale Gesichtsfeld** bildet auf den temporalen Teil der Netzhaut ab. Die **Sehbahn** besteht aus vier nacheinander geschalteten Nervenzellen (1. Photorezeptoren, 2. Bipolarzellen, 3. Ganglienzellen, deren Axone den Sehnerv bilden, 4. Nervenzellen des Zwischenhirns). Axone des Sehnervs **(Nervus opticus),** die von der medialen Netzhautseite kommen, kreuzen in der Sehnervenkreuzung **(Chiasma opticum)** derartig, dass die Fasern, die von den temporalen Netzhautseiten kommen, ungekreuzt bleiben. Gleichzeitig wechseln die Axone von der medialen Netzhautseite auf die Gegenseite hinüber, um sich den Fasern von den temporalen Netzhauthälften, die nicht kreuzen, anzuschließen.

Hinter der Sehnervkreuzung, d.h. im **Tractus opticus,** ziehen die Fasern des Sehnervs nach hinten zum **Zwischenhirn** und treten dort in synaptischen Kontakt mit den dortigen Nervenzellen. Deren Axone bilden die **Sehstrahlung,** die in der Sehrinde des Hinterhauptlappens endet, wo die eigentliche visuelle Wahrnehmung erfolgt.

7 Sinnesorgane

7.9 Geruchssinn

Die **Riechschleimhaut** des Menschen umfasst ein etwa 2 cm^2 großes Areal und liegt im oberen Bereich der Nasenscheidewand und an der oberen Nasenmuschel.

Benennen Sie anhand der Abbildung die Teilstrukturen der Riechschleimhaut.

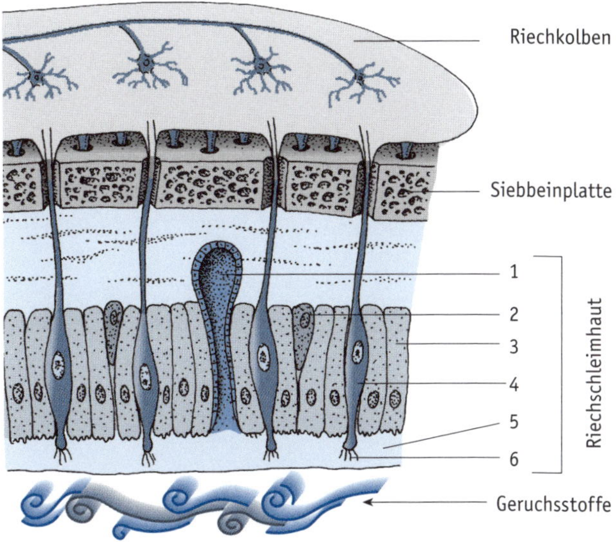

Abb. 7.3: Aufbau der Riechschleimhaut.

7.9 Geruchssinn

1 **Spüldrüse** (Bowmann-Drüse)
2 **Basalzelle**
3 **Stützzelle**
4 **Riechzelle** (bipolare Sinneszelle, Chemorezeptor)
5 **Schleimschicht**
6 **Riechhärchen**

Begriffserklärungen:

Basalzelle: Stammzellen, dienen der Regeneration von Riechzellen

Bowmann-Drüse: Schleim bildende Drüsen, die ihr Sekret über Ausführungsgänge auf die Epitheloberfläche abgeben. Der Schleim hält durch Bindeproteine viele Duftstoffe fest.

Riechzellen: Sinneszellen, bilden mit ihren Axonen den I. Hinnerv. Axone ziehen durch die Löcher der Siebbeinplatte zum Riechkolben *(Bulbus olfactorius).*

Stützzelle: spezialisierte Epithelzelle, die die Riechzellen flankiert und von den Basalzellen gebildet wird.

7.10 Geschmackssinn

Die Sinneszellen **(Chemorezeptoren)** des **Geschmackssinns** werden durch gelöste Substanzen in der Mundhöhle **(Cavitas oris)** erregt. Sie liegen zusammen mit Stützzellen in so genannten **Geschmacksknospen,** die im Bereich der **Geschmackspapillen** der Zunge angeordnet sind.

Nennen Sie vier verschiedene Arten von Zungenpapillen.

7.10 Geschmackssinn

1 **Papillae filiformes**
2 **Papillae foliatae**
3 **Papillae fungiformes**
4 **Papillae vallatae**

Begriffserklärungen:

Geschmackspapillen: warzenförmige Schleimhauterhebungen, dienen dem Geschmacks- und Tastempfinden

Ergänzung:

Seröse Spüldrüsen: befinden sich in der Nähe der Geschmacksknospen, die mit ihrem Speichel die Knospenöffnungen frei spülen. Dadurch können stets neue Geschmacksstoffe wahrgenommen werden.

Geschmacksqualitäten: Der Mensch kann fünf Qualitäten unterscheiden: süß, salzig, sauer, bitter und umami (fleischig, herzhaft).

8 Blut und Immunsystem

8.1 Aufgaben des Blutes

Das **Blut** besteht aus **Blutkörperchen** (ca. 45 % des Gesamtblutvolumens) und **Blutplasma** (ca. 55 % des Blutvolumens). Der Anteil des Blutes am Körpergewicht beträgt ungefähr 6–8 %, also je nach Konstitution etwa 4–6 Liter.

Nennen Sie mindestens vier Aufgaben des Blutes.

8.1 Aufgaben des Blutes

1 **Abdichtung** von Gefäßwanddefekten durch die Fähigkeit zur Gerinnung
2 **Abwehrfunktionen,** da ein Teil der Blutkörperchen Abwehrzellen sind und Krankheitserreger bekämpfen
3 **Pufferfunktion** durch die im Blut enthaltenen Puffersysteme für die Konstanz des pH-Wertes (pH-Wert des Blutes: 7,36–7,44)
4 **Transport** von Sauerstoff, Nährstoffen und Hormonen zu den Zellen und Abtransport von Stoffwechselendprodukten und Kohlendioxid
5 **Wärmeregulationsfunktion** durch die ständige Blutzirkulation im Körper
6 **Signalübermittlung** über Hormone

Ergänzung:

Hämotokrit: Blutzellvolumen/Blutvolumen in %

8.2 Blutplasma

Trennt man die zellulären Bestandteile vom Blut (z. B. die Erythrozyten) ab, so bleibt eine gelbliche, klare Flüssigkeit übrig, das **Blutplasma.** Es enthält 0,9 l Wasser, 9 g Elektrolyte und 60–80 g Proteine pro Liter.

Nennen Sie die Elektrolytkonzentrationen und die Proteine des Blutplasmas.

8.2 Blutplasma

Elektrolytkonzentrationen:

- **Natrium:** 140 mmol/Liter
- **Kalium:** 4 mmol/Liter
- **Kalzium:** 2,5 mmol/Liter
- **Magnesium:** 1 mmol/Liter
- **Chlorid:** 110 mmol/Liter
- **Bikarbonat:** 27 mmol/Liter

Plasmaproteine:

- **Albumin:** ein relativ kleines Molekül, dient der Aufrechterhaltung des kolloidosmotischen Drucks, als Transportvehikel für Kalzium und als Proteinreserve beim Eiweißmangel
- **Globuline:** teilen sich weiter auf in α_1-, α_2-, β- und γ-Globuline; die γ-Globuline spielen eine wichtige Rolle im Abwehrsystem. Die α_1-, α_2-, und β-Globuline funktionieren als Transportvehikel für kleinmolekulare Stoffe
- **Fibrinogen:** als Plasmaprotein wichtiger Bestandteil der Blutgerinnung. Wird enzymatisch in ein faseriges Netzwerk von Fibrinmolekülen umgewandelt

8 Blut und Immunsystem

8.3 Blutkörperchen

Zu den **Blutkörperchen** gehören die **Erythrozyten** (rote Blutkörperchen), die **Leukozyten** (weiße Blutkörperchen) und die **Thrombozyten** (Blutplättchen). Sie stellen die festen Bestandteile des Blutes dar.

Füllen Sie bitte die folgende Tabelle aus.

Blutkörperchen	Normwerte/µl Blut	Lebensdauer/Abbau
Erythrozyten		
Leukozyten		
Thrombozyten		

Tab. 8.1: Geformte Bestandteile des Blutes.

8.3 Blutkörperchen

Blutkörperchen	Normwerte/μl Blut	Lebensdauer/Abbau
Erythrozyten	4,5–5 Millionen/μl Blut	120 Tage/Milz und Leber
Leukozyten	4000–10000/μl Blut	Tage-Jahre/Eiterbildung
Thrombozyten	150000–300000/μl Blut	5–10 Tage/Milz

Tab. 8.1: Geformte Bestandteile des Blutes.

Ergänzung:

Hämatokrit: Volumenanteil der Blutkörperchen am Gesamtblutvolumen. Da die roten Blutkörperchen dominieren, bestimmen sie den Hämatokritwert. Er beträgt beim Mann 40–54% und bei der Frau 37–47%.

8.4 Erythrozyten und Erythropoese

Die **Erythrozyten** sind kernlose, in der Mitte eingedellte Scheiben mit einem Durchmesser von 7,5 μm. Sie bestehen zum Großteil aus **Hämoglobin** (roter Blutfarbstoff). Das Hämoglobin ist ein Eiweißmolekül, das aus jeweils vier Hämgruppen besteht. Jede Gruppe besitzt ein zentrales Eisenatom, an das der Sauerstoff angelagert und transportiert werden kann.

Erläutern Sie den Vorgang der Bildung von Erythrozyten (Erythropoese).

8.4 Erythrozyten und Erythropoese

Die roten Blutkörperchen bilden sich aus Stammzellen. Diese spezialisieren sich und werden zunächst zu den großen **Proerythroblasten,** aus denen sich anschließend die kleineren und reiferen **Erythroblasten** entwickeln. Diese Zellform beginnt bereits mit der **Hämoglobinbildung.** Nach Abschluss der Synthese stoßen die Erythroblasten ihren Zellkern ab und werden zu den kernlosen **Retikulozyten.** Diese jungen Erythrozyten gelangen aus dem Knochenmark in den Blutkreislauf, bauen ihr endoplasmatisches Retikulum ab und werden so zu den **reifen Erythrozyten.**

Ergänzung:

Hämoglobinkonzentration: beträgt beim Mann ca. 160 mg/ml und bei der Frau ca. 140 mg/ml

8.5 Leukozyten

Neben den Erythrozyten enthält das Blut relativ farblose und kernhaltige Blutzellen **(Leukozyten),** die zur amöboiden Bewegung fähig sind und sich im Gewebe fortbewegen können. Die Leukozyten sind die eigentlichen Träger der Immunabwehr und werden aus Stammzellen im Knochenmark gebildet.

Füllen Sie bitte die rechte Spalte der Tabelle aus.

Weiße Blutkörperchen	Vorläuferzellen
Granulozyten	
Monozyten	
Lymphozyten	

Tab. 8.2: Vorläuferzellen der Leukozyten.

Weiße Blutkörperchen	Vorläuferzellen
Granulozyten	Myeloblasten
Monozyten	Monoblasten
Lymphozyten	Lymphoblasten

Tab. 8.2: Vorläuferzellen der Leukozyten.

Ergänzung:

Eiterbildung: nach Phagozytose (Aufnahme von Teilchen ins Zellinnere) stirbt ein Teil der Granulozyten ab. Geschieht dies in größerem Ausmaß, so entsteht aus abgestorbenen Granulozyten *(neutrophile Granulozyten),* Zelltrümmern und plasmaähnlicher Flüssigkeit Eiter **(Pus).** Eiter findet sich gehäuft bei bakteriellen Entzündungen.

Phagozytose ☞ K 90

8.6 Blutgruppen

Mischt man das Blut von verschiedenen Spendern, so kommt es häufig zu einer Verklumpung **(Agglutination)**, da die unterschiedlichen **Blutgruppen (A, B, AB und 0 = Null)** miteinander teilweise unverträglich sind.

Füllen Sie bitte die folgende Tabelle aus.

Blutgruppe	Agglutinogene (Antigene)	Serumantikörper
0		
A		
B		
AB		

Tab. 8.3: AB0-Blutgruppensystem.

8.6 Blutgruppen

Blutgruppe	Agglutinogene (Antigene)	Serumantikörper
0	Kein A, kein B	Anti A und Anti B
A	A	Anti B
B	B	Anti A
AB	A und B	Keine

Tab. 8.3: AB0-Blutgruppensystem.

Ergänzung:

Blutgruppenantigene: Substanzen, die sich auf der Zellmembran der Erythrozyten befinden und bestimmte Eigenschaften präsentieren

Blutgruppenantikörper: körpereigene Antikörper, die gegen bestimmte Antigene gerichtet sind ☞ K 93

8.7 Gerinnungssystem

Nach einer Verletzung des Gefäßsystems werden unmittelbar Mechanismen zur Blutstillung **(Hämostase)** und Blutgerinnung in Gang gesetzt, an denen die Blutplättchen **(Thrombozyten)** und die Gerinnungsfaktoren beteiligt sind.

Vervollständigen Sie bitte die folgende Textpassage mit den unten stehenden Begriffen.

Nach einer Gefäßverletzung kommt es häufig zu einer ____________. Anschließend entsteht durch Anlagerung von Thrombozyten ein ____________, der die Wunde verschließt. Es kommt zur Aktivierung der Thrombozyten, die ____________ und ____________ freisetzen und die Bildung des ____________ durch Aggregation einleiten.

Blutgerinnsels, Gefäßverengung, Katecholamine, Serotonin, Thrombozytenpfropf

8.7 Gerinnungssystem

Nach einer Gefäßverletzung kommt es häufig zu einer Gefäßverengung. Anschließend entsteht durch Anlagerung von Thrombozyten ein Thrombozytenpfropf, der die Wunde verschließt. Es kommt zur Aktivierung der Thrombozyten, die Serotonin und Katecholamine freisetzen und die Bildung des Blutgerinnsels durch Aggregation einleiten.

Ergänzung:

Fibrinolyse (Abbau von Fibrin): beginnt mit dem im Blut vorhandenen Plasminogen, aus dem über die im Gewebe vorhandenen Plasminogenaktivatoren das Enzym Plasmin entsteht, das jetzt die Auflösung des Fibrins in Gang setzt.

Körpereigene Aktivatoren: Plasminogen-Gewebeaktivator der Endothelzellen, Urokinase der Nieren

Thrombozytopoese (Bildung der Thrombozyten): Thrombozyten sind abgeschnürte Zellbruchstücke von Megakaryozyten (Knochenmarksriesenzellen). Für deren reguläre Bildung ist das von den Leberzellen gebildete Thrombopoetin notwendig.

8.8 Bestandteile des Immunsystems

Das **Immunsystem** des Menschen besteht aus einer Vielzahl von Zellen und Organen. Es schützt über einen komplexen Aufbau den Organismus vor unterschiedlichsten Krankheitserregern und vor körpereigenen, tumorösen Zellen.

Nennen Sie vier Teilsysteme der Immunabwehr.

8.8 Bestandteile des Immunsystems

1 **Unspezifische humorale** Immunabwehr (z. B. die Akute-Phase-Proteine, das Komplementsystem, das Lysozym und die Zytokine)
2 **Unspezifische zelluläre** Immunabwehr (z. B. das C-reaktive Protein und die Phagozytose)
3 **Spezifische humorale** Immunabwehr (z. B. die Antigen-Antikörper-Reaktion)
4 **Spezifische zelluläre** Immunabwehr (z. B. die Lymphokine bzw. Zytokine, ☞ K 92)

Begriffserklärungen:

Antigen: fremde Makromoleküle stellen Antigene dar, die eine Immunabwehr auslösen.

Komplementsystem: Abwehrkaskade aus Proteinen mit den Hauptkomponenten C1–C9, Bildung vor allem in Leber und Makrophagen. Dieses System kooperiert mit der spezifischen Immunabwehr und trägt zur Entzündungsreaktion bei.

Phagozytose: Sonderform der **Endozytose** (Aufnahme von Substanzen ins Zellinnere). Viele Abwehrzellen sind auf **Phagozytose** (Zellfressen) spezialisiert und können durch Bildung von fremdkörperhaltigen Bläschen, Erreger wie Bakterien ins Zellinnere aufnehmen und zerstören.

8.9 Zellen des Immunsystems

Die Abwehrzellen des menschlichen Organismus gehören alle zur Gruppe der **Leukozyten.** Viele von ihnen patrouillieren ständig im gesamten Körper auf der Suche nach fremden Antigenen.

Füllen Sie bitte die rechte Spalte der Tabelle aus.

Zellen	Funktion
Basophile Granulozyten und Mastzellen	
Eosinophile Granulozyten	
Makrophagen	
Plasmazellen	
Zytotoxische T-Zellen	

Tab. 8.4: Abwehrzellen des Immunsystems.

8.9 Zellen des Immunsystems

Zellen	Funktion
Basophile Granulozyten	Abwehr von Parasiten
Eosinophile Granulozyten	Beteiligung an allergischen Reaktionen
Makrophagen	Phagozytose im Gewebe und in der Lymphe
Plasmazellen	Antikörper produzierende Zellen
Zytotoxische T-Zellen	Zerstören von Viren befallene Körperzellen

Tab. 8.4: Abwehrzellen des Immunsystems.

Ergänzung:

Neutrophile Granulozyten: kleine Fresszellen, phagozytieren Bakterien, Pilze und Viren

T-Gedächtniszellen: erinnern ständig T-Zellen (z. B. zytotoxische T-Zellen) an Antigene

T-Helferzellen: aktivieren B-Lymphozyten, erkennen Antigene mit ihrem T-Zellrezeptor

T-Suppressorzellen: hemmen andere Lymphozyten (Bremsfunktion)

8.10 Zytokine

Die **Zytokine (Lymphokine)** sind hormonartige Botenstoffe für die Regulation der Immunreaktionen von Lymphozyten. Zytokine können Abwehrzellen zur Teilung **(Proliferation)** anregen und dienen als Mittler zwischen den verschiedenen Abwehrzellen.

Nennen Sie mindesten sechs wichtige Zytokine.

8.10 Zytokine

1 **Interleukin 1** (Granulozytenaktivierung und Entzündungsmediator)
2 **Interleukin 2** (Stimulation der T-Helferzellen)
3 **Interleukin 4** (Aktivierung der B-Zellen und der Mastzellen)
4 **Interleukin 5** (Aktivierung der eosinophilen Granulozyten)
5 **Interleukin 6** (B-Zellstimulation)
6 **Interleukin 12** (Aktivierung der zytotoxischen T-Zellen)
7 **Interferone** (Makrophagenaktivierung, Stimulation der natürlichen Killerzellen und Hemmung der Virusvermehrung)
8 **Tumor-Nekrose-Faktor** (Makrophagenaktivierung, Stimulation der neutrophilen Granulozyten und Aktivierung der zytotoxischen T-Zellen)

8.11 Aufbau und Funktion der Antikörper

Antikörper (Immunglobuline) sind hochselektiv auf bestimmte Antigene passende Proteine, die von den Plasmazellen gebildet werden. Antikörper bestehen aus vier verbundenen Proteinketten **(zwei leichte und zwei schwere Ketten),** die so angeordnet sind, dass sich ein großes, Y-förmiges Molekül ergibt.

Nennen Sie fünf verschiedene Antikörperklassen.

8.11 Aufbau und Funktion der Antikörper

!

1 **Immunglobulin A:** Einzelmolekül *(Monomer)* im Blut, Doppelmolekül *(Dimer)* im Speichel, der Tränenflüssigkeit und im Bronchialschleim
2 **Immunglobulin D:** kommt auf der Oberfläche von B-Zellen vor und funktioniert dort als ein Antigen-Erkennungsmolekül
3 **Immunglobulin E:** spielt bei der Immunabwehr von Parasiten und bei der allergischen Reaktion eine Rolle
4 **Immunglobulin G:** wird in der späteren Phase der Erstinfektion und bei der erneuten Infektion mit demselben Erreger gebildet. Immunglobulin G ist plazentagängig und kann das Komplementsystem aktivieren
5 **Immunglobulin M:** sehr großes Molekül, fünf Y-förmige Moleküle sind miteinander verbunden *(Pentamer).* Erster Antikörper, der nach einer Infektion von einer Plasmazelle gebildet und freigesetzt wird. Ferner funktioniert es als Membranrezeptor auf B-Lymphozyten.

Ergänzung:

Aktive Immunisierung: künstliches Zuführen abgeschwächter oder toter Erreger oder Erregergifte zur Antikörperbildung und Immunität gegenüber dem Antigen

Passive Immunisierung: Verabreichen von Antikörpern gegen bestimmte Erreger

8 Blut und Immunsystem

8.12 Lymphe und Lymphbahnen

Die **Lymphe** entsteht aus der Gewebsflüssigkeit der Zwischenzellräume **(Interzellularraum).** Lymphe setzt sich aus **Wasser, Elektrolyten** und **Proteinen** zusammen.

Ergänzen Sie die folgende Abbildung mit den korrekten Beschriftungen.

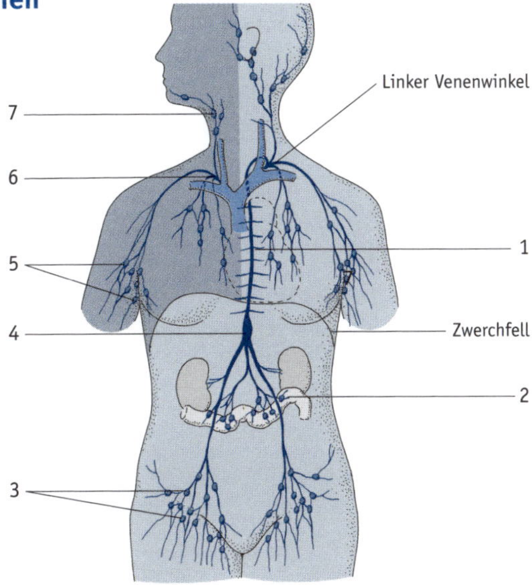

Abb. 8.1: Wichtige Lymphbahnen und Lymphknotenstationen.

8.12 Lymphe und Lymphbahnen

1 **Milchbrustgang** *(Ductus thoracicus)*
2 **Mesenteriale Lymphknoten** *(Nodi lymphatici mesenterii)*
3 **Leistenlymphknoten** *(Nodi lymphatici inguinales)*
4 **Lymphzisterne** *(Cisterna chyli)*
5 **Achsellymphknoten** *(Nodi lymphatici axillares)*
6 **Rechter Hauptlymphgang** *(Ductus lymphaticus dexter)*
7 **Halslymphknoten** *(Nodi lymphatici cervicales)*

Ergänzung:

Lymphe: Kapillaren und Haargefäße dienen als Filter, da durch Konzentrationsgradienten Flüssigkeit in das Gewebe gepresst und zu 98 % über die Venolen rückresorbiert wird. 2 % werden von den **Lymphkapillaren** aufgenommen, die überall im Körper blind beginnen. Sie verlaufen parallel zu den venösen Gefäßen und vereinigen sich zu größeren **Lymphbahnen.** Diese sind neben den Venen ein zweites **Abflusssystem,** durch das interstitielle Flüssigkeit wieder in den Blutstrom zurückgeleitet wird.

Lymphatische Organe: hierzu zählen die Milz, der Thymus, der lymphatische Rachenring mit Rachen-, Zungen- und Gaumenmandeln, die Lymphknoten und das lymphatische Gewebe des Darms.

8 Blut und Immunsystem

8.13 Lymphknoten

Der **Lymphknoten (Nodus lymphaticus)** ist ein bohnenförmiges, 2–20 mm langes Körperchen, das von einer Bindegewebskapsel umgeben wird. Der Lymphknoten reinigt die Lymphe von Fremdkörpern und Krankheitserregern.

Ergänzen Sie die folgende Abbildung mit den korrekten Beschriftungen.

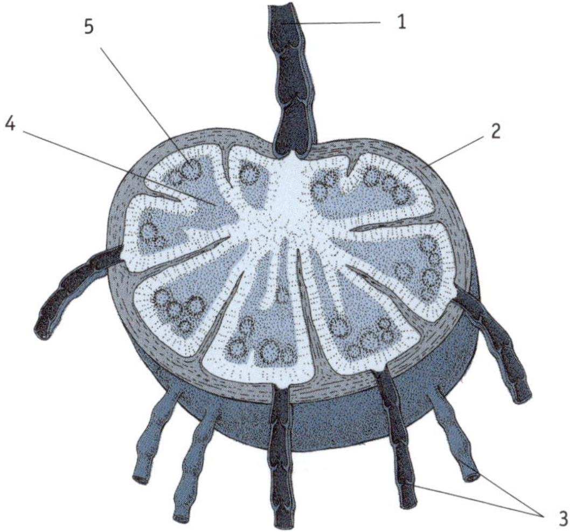

Abb. 8.2: Bau des Lymphknotens.

8.13 Lymphknoten

1 **Abführendes Lymphgefäß** *(Vas efferens)*
2 **Bindegewebskapsel** (von ihr ziehen Bindegewebsbalken „Trabekel" ins Innere)
3 **Zuführende Lymphgefäße** *(Vasa afferentia)*
4 **Markzone** (enthält strangförmig gruppierte B-Lymphozyten und Plasmazellen)
5 **Rindenzone** mit **Rindenfollikeln** (in den Rindenfollikeln „Lymphfollikel" befinden sich vor allem B-Lymphozyten)

Ergänzung:

Metastasierung: aus bösartigen Tumoren verschleppte Zellen gelangen vorwiegend über die Lymphbahnen in die Lymphknoten und können dort Tochtergeschwülste **(Metastasen)** bilden.

8.14 Milz

Die **Milz (Lien)** ist ein ca. 150–200 g schweres, lymphatisches Organ, das im linken Oberbauch unter dem Zwerchfell liegt. Die Milz wird von einer derben Bindegewebskapsel umgeben, von der zahlreiche Bindegewebsbalken **(Trabekeln)** in das Organinnere einstrahlen.

Nennen Sie mindestens drei Funktionen der Milz.

8.14 Milz

1 **Kontrolle** des Blutes und **Abbau** von überalterten Erythrozyten (Blutmauserung)
2 **Abfangen** und **Abbau** von Gerinnungsprodukten (z. B. kleine Thromben)
3 **Vorgeburtlicher** Sitz der Blutbildung *(Hämatopoese)*
4 **Thrombozytenspeicherung**

Ergänzung:

Blutgefäßanordnung: die Milzarterie gibt nach Eintritt in die Milz Balkenarterien ab, daraus gehen Zentralarterien hervor. Diese besitzen im Anfangsstadium um sich herum periarterielle Lymphozytenscheiden (PALS) aus T-Lymphozyten. Die Zentralarterien verzweigen sich jenseits von PALS in Pinselarteriolen und gehen in die Hülsenkapillaren über. Die an die Hülsenkapillaren anschließenden Sinus sind weitlumige Gefäße aus Endothelzellen, zwischen denen weite Lücken bestehen.

8.15 Thymus

Der **Thymus (Bries)** liegt mit zwei Lappen im vorderen Mediastinum über dem Herzbeutel. Beim Kind ist der Thymus das wichtigste Organ des Abwehrsystems. Beim Erwachsenen ist der Thymus verkümmert und weist keine immunologische Funktion mehr auf.

Vervollständigen Sie bitte die folgende Textpassage mit den unten stehenden Begriffen.

Im Thymus findet die ____________ der T-Lymphozyten statt. Die T-Lymphozyten-Vorläufer wandern vom ____________ in die ____________ ein und vermehren sich dort. Die meisten der neu gebildeten Zellen gehen aber im Rahmen komplizierter ____________ wieder zugrunde. Ferner sezerniert der Thymus verschiedene ____________, die wahrscheinlich im Sinne von ____________ des Immunsystems wirken.

Hormone, Knochenmark, Prägung, Selektionsprozesse, Thymusrinde, Wachstumsfaktoren

8.15 Thymus

Im Thymus findet die Prägung der T-Lymphozyten statt. Die T-Lymphozyten-Vorläufer wandern vom Knochenmark in die Thymusrinde ein und vermehren sich dort. Die meisten der neu gebildeten Zellen gehen aber im Rahmen komplizierter Selektionsprozesse wieder zugrunde. Ferner sezerniert der Thymus verschiedene Hormone, die wahrscheinlich im Sinne von Wachstumsfaktoren des Immunsystems wirken.

Ergänzung:

Thymushormone: das Mark des Thymus enthält Epithelzellen, die die Hormone Thymosin und Thymopoetin für die Reifung von T-Lymphozyten zu immunkompetenten Zellen bilden
Thymusinvolution: mit zunehmendem Alter bildet sich die Thymusrinde zurück und wird durch Fettgewebe ersetzt

8.16 Allergien

Allergien sind krankhafte Abwehrreaktionen des körpereigenen Immunsystems gegen bestimmte Antigene **(Allergene).**

Nennen Sie vier unterschiedliche Typen der Allergie.

8.16 Allergien

1 **Allergische Reaktion vom Typ I (Soforttyp):** wird durch Immunglobulin E ausgelöst. Bei Kontakt mit einem spezifischen Antigen kommt es zur Ausschüttung von Histamin aus den Mastzellen, was zu Symptomen **(Juckreiz und Hautrötungen)** einer anaphylaktischen Reaktion führen kann.

2 **Allergische Reaktion vom Typ II (zytotoxischer Typ):** sie wird durch Immunglobulin M und Immunglobulin G ausgelöst. Die Reaktion dieses Typs tritt bei Bluttransfusionszwischenfällen und bei bestimmten Autoimmunerkrankungen ein und führt zur Gewebszerstörung.

3 **Allergische Reaktion vom Typ III (Immunkomplextyp):** hierbei entstehen (bei übermäßiger Bildung von Antigen-Antikörper-Komplexen) im Blutserum Immunkomplexe, die schwer abbaubar sind und das Komplementsystem aktivieren.

4 **Allergische Reaktion vom Typ IV (Spättyp):** wird durch übersensibilisierte T-Zellen ausgelöst. Die Reaktion dieses Typs dient als Test, um eine frühere Infektion mit Bakterien nachzuweisen. Diese Allergieform findet man z. B. als Kontaktallergie und in Form der Transplantatabstoßung.

9 Herz, Gefäßsystem und Kreislauf

9.1 Lage und Gefäße des Herzens

Das **Herz (Cor)** ist ein muskulöses, etwa faustgroßes Hohlorgan, das als zentrale Kreislaufpumpe die Transportvorgänge in allen Blutgefäßen antreibt. Es wiegt ca. 300–400 g und sieht aus wie ein abgestumpfter, schräg liegender Kegel.

Vervollständigen Sie bitte die folgende Textpassage mit den unten stehenden Begriffen.

Das Herz befindet sich schräg im ____________ zwischen den beiden ____________ und liegt dem Zwerchfell auf. Es wird vollständig von einem ____________ umhüllt, der sich zwischen den ____________ und dem Zwerchfell ausspannt.

Brustfellhöhlen, Herzbeutel, Mediastinum, Lungenflügeln

9.1 Lage und Gefäße des Herzens

Das Herz befindet sich schräg im Mediastinum zwischen den beiden Lungenflügeln und liegt dem Zwerchfell auf. Es wird vollständig von einem Herzbeutel umhüllt, der sich zwischen den Brustfellhöhlen und dem Zwerchfell ausspannt.

Ergänzung:

Lage des Herzens: es grenzt vorn an die Rückseite des Brustbeins, seitlich an rechte und linke Lunge, hinten an Speiseröhre und Aorta, oben an die großen Gefäßstämme und unten an das Zwerchfell.

Unterteilung in zwei funktionelle Räume: Das rechte Herz pumpt Blut zur Sauerstoffbeladung in die Lunge. Das linke Herz pumpt Blut in den Körperkreislauf. Beide Herzen sind in einen Vorhof *(Atrium)* und eine Kammer *(Ventrikel)* unterteilt.

Begriffserklärungen:

Mediastinum (Mittelfell): Bindegewebsraum in der Brusthöhle

9.2 Innenräume des Herzens

Das Herz ist durch eine Scheidewand **(Septum)** in eine rechte Herzhälfte für den Lungenkreislauf und in eine linke Herzhälfte für den Körperkreislauf unterteilt.

Ergänzen Sie die folgende Abbildung mit den korrekten Beschriftungen.

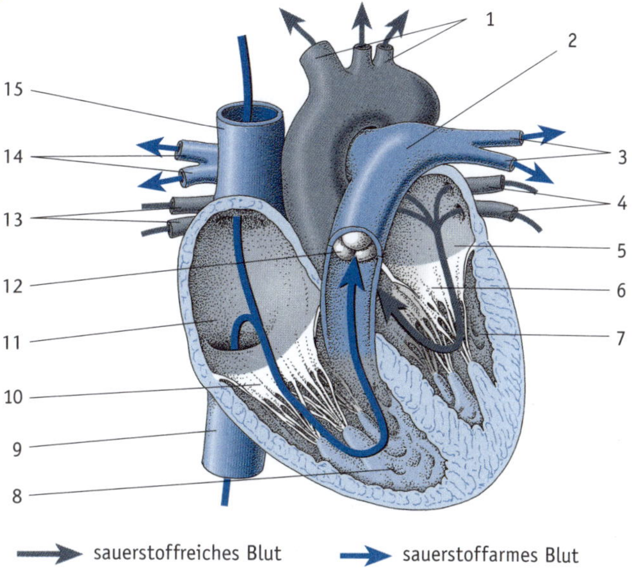

Abb. 9.1: Längsschnitt durch das Herz.

9.2 Innenräume des Herzens

1 **Kopf- und Halsarterien**
2 **Lungenschlagader** *(Truncus pulmonalis)*
3 **Linke Lungenarterien** *(Arteriae pulmonales sinistrae)*
4 **Linke Lungenvenen** *(Venae pulmonales sinistrae)*
5 **Linker Vorhof** *(Atrium sinistrum)*
6 **Mitralklappe** *(Valva mitralis)*
7 **Linke Kammer** mit Papillarmuskeln *(Ventriculus sinister)*
8 **Rechte Kammer** mit Papillarmuskeln *(Ventriculus dexter)*
9 **Untere Hohlvene** *(Vena cava inferior)*
10 **Trikuspidalklappe** *(Valva tricuspidalis)*
11 **Rechter Vorhof** *(Atrium dextrum)*
12 **Pulmonalklappe** *(Valva trunci pulmonalis)*
13 **Rechte Lungenvenen** *(Venae pulmonales dextrae)*
14 **Rechte Lungenarterien** *(Arteriae pulmonales dextrae)*
15 **Obere Hohlvene** *(Vena cava superior)*

Trikuspidalklappe u. Mitralklappe = Atrioventrikularklappen (Segelklappen)
Pulmonal- u. Aortenklappe = Semilunarklappen (Taschenklappen)
↳ Druckerhöhung im Herz → Öffnung
↳ Druckerhöhung im Gefäß → Verschluss

9.3 Aufbau der Herzwand

Die **Herzwand** besteht nicht nur aus Muskelgewebe, sondern gliedert sich von innen nach außen in drei Schichten.

Ergänzen Sie die folgende Abbildung mit den korrekten Beschriftungen.

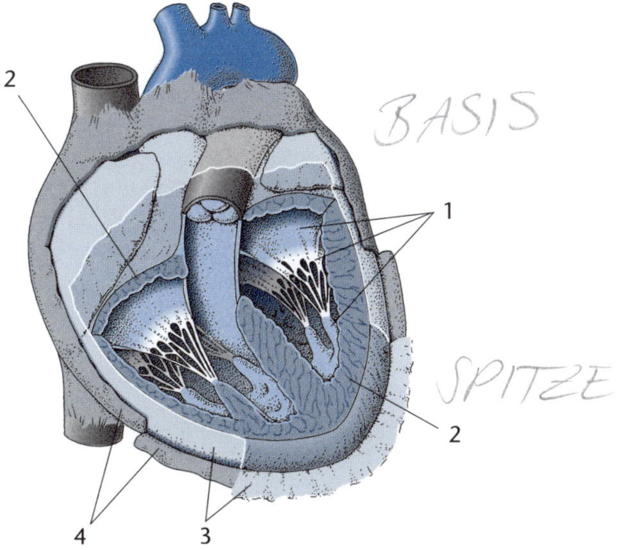

Abb. 9.2: Aufbau der Herzwand.

9.3 Aufbau der Herzwand

101

1 **Herzinnenhaut (Endokard):** aus dünner Endothelschicht, durch Bindegewebe mit der darunter liegenden Muskelschicht verbunden. Es kleidet den gesamten Innenraum des Herzens aus und ermöglicht durch seine glatte Oberfläche den reibungslosen Blutfluss ohne Gerinnselbildung.

2 **Herzmuskelschicht (Myokard):** wird von quergestreifter Muskulatur gebildet, die stark mit Herzkranzgefäßen versorgt wird. Der überwiegende Teil ist für die Pumpfunktion zuständig und wird auch als Arbeitsmuskulatur bezeichnet. linke Herzhälfte ausgeprägter

3 **Herzaußenhaut (Epikard):** liegt dem Myokard unmittelbar auf und besteht zur Herzmuskelschicht aus Bindegewebe und außen aus glattem Mesothel (epitheliale Auskleidung der Körperhöhle).

zsm. Herzbeutel

Ergänzung:

Das **Perikard** (4) besteht aus zwei Blättern:

- Äußere Schicht *(Lamina parietalis pericardii):* fibröses Perikard *(Pericardium fibrosum)*, an der Unterseite mit dem Zwerchfell verwachsen
- Innere Schicht *(Lamina visceralis pericardii):* seröses Perikard *(Pericardium serosum)* oder auch Epikard, fest mit dem Herzen verwachsen

9.4 Herzzyklus

Die Pumpfunktion des Herzens, mit der das Blut in den Körper- und Lungenkreislauf getrieben wird, erfolgt durch aufeinander folgende **Herzzyklen.**

Füllen Sie bitte die folgende Tabelle aus.

Systole und Diastole	Segelklappen	Taschenklappen
Anspannungsphase (Systole)		
Austreibungsphase (Systole)		
Entspannungsphase (Diastole)		
Füllungsphase (Diastole)		

Tab. 9.1: Öffnungsverhältnisse der Herzklappen.

Kontraktion: zuerst kontrahieren Atrien (Diastole)
danach die Ventrikel (Systole) ~0,8 s
Zeitspanne

9.4 Herzzyklus

Systole und Diastole	Segelklappen	Taschenklappen
Anspannungsphase	geschlossen	geschlossen
Austreibungsphase	geschlossen	offen
Entspannungsphase	geschlossen	geschlossen
Füllungsphase	offen	geschlossen

Tab. 9.1: Öffnungsverhältnisse der Herzklappen.

Ergänzung:

Herzfrequenz:

- gesunder Erwachsener: Herz schlägt in Ruhe 70/min
- Kind: 140/min beim Neugeborenen und 120/min beim älteren Säugling
- älterer Mensch: Herzfrequenz kann leicht ansteigen

+ Segelklappenschluss

Herztöne: erster Herzton in der Anspannungsphase der Systole (Anspannungston), nahezu synchron mit getastetem Puls. Zweiter Herzton am Ende der Systole durch Schluss der Taschenklappen (Klappenton).

- Systole und Diastole ☞ K 106

9.5 Autonomie des Herzens

Das Herz besitzt ein eigenes **Reizleitungssystem (RLS),** welches den Herzrhythmus stimuliert und moduliert. Es ist durch den Sympathikus und Parasympathikus beeinflussbar. Die Erregungen für die Kontraktionen entstehen in spezialisierten Herzmuskelzellen, die in der Lage sind, Erregungen zu bilden und weiterzuleiten.

Ergänzen Sie die folgende Abbildung mit den korrekten Beschriftungen.

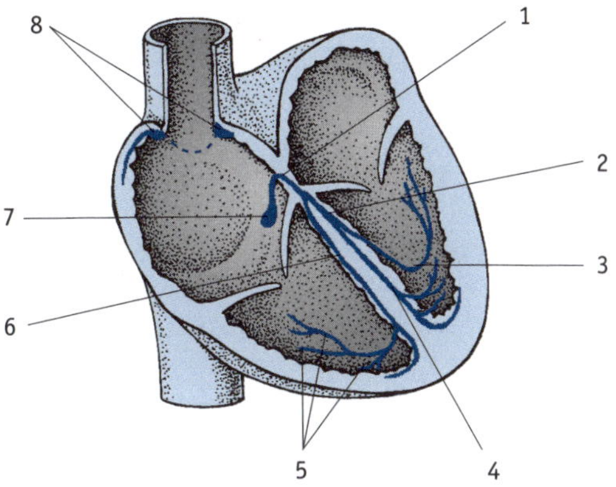

Abb. 9.3: Erregungsleitungssystem des Herzens.

9.5 Autonomie des Herzens

1 **His-Bündel** *(Fasciculus atrioventricularis):* tertiärer Schrittmacher, Frequenz 30–40/min
2 **Linker Kammerschenkel** *(Crus sinistrum)*
3 **Linker hinterer Kammerschenkel**
4 **Linker vorderer Kammerschenkel**
5 **Purkinje-Fasern** *(Rami subendocardiales)*
6 **Rechter Kammerschenkel** *(Crus dextrum)*
7 **AV-Knoten** *(Nodus atrioventricularis):* sekundärer Schrittmacher, Frequenz 40–50/min
8 **Sinus-Knoten** *(Nodus sinuatrialis):* primärer Schrittmacher, Frequenz 60–80/min

Ergänzung:

Durch die Aktivität des vegetativen Nervensystems wird die Herztätigkeit an den veränderten Bedarf angepasst. Beeinflusst werden die Schlagfrequenz *(Chronotropie)*, die Geschwindigkeit der Erregungsleitung *(Dromotropie)* und die Herzmuskelkraft *(Inotropie)*.

Refraktärzeit: die Zeit, in der die Herzmuskulatur vorübergehend nicht erregbar ist. Sie beträgt 0,3 Sekunden und schützt das Herz vor zu schneller Folge von Kontraktionen.

9.6 Blutversorgung des Herzens

Die **Herzkranzgefäße (Koronararterien)** sind Blutgefäße, die aus der Aorta in Höhe der Aortenklappe entspringen und zur Eigenversorgung des Herzmuskels dienen.

Ergänzen Sie die folgende Abbildung mit den korrekten Beschriftungen.

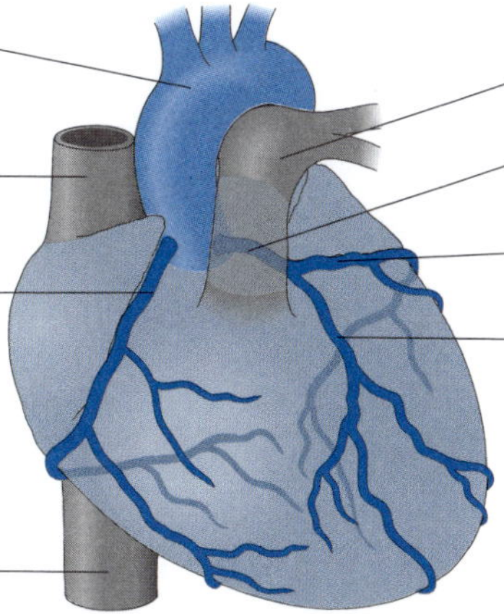

Abb. 9.4: Herzkranzarterien.

9.6 Blutversorgung des Herzens

1 **Lungenarterienstamm** *(Truncus pulmonalis):* führt sauerstoffarmes Blut an die Lungenbläschen heran

2 **Linke Herzkranzarterie** *(A. coronaria sinistra):* Durchblutung des linken Vorhofes, der linken Kammer und eines Großteils der Kammerscheidewand

3 **Ramus circumflexus** *(RCX):* Hauptast aus dem linken Herzkranzgefäß, versorgt die linke Herzhälfte und die Kammerscheidewand

4 **Ramus interventricularis anterior** *(RIVA):* Hauptast aus der linken Herzkranzarterie; versorgt die linke Herzhälfte und die Kammerscheidewand → Vorderwandinfarkt

5 **Untere Hohlvene** *(V. cava inferior):* nimmt das Blut aus dem Bauchraum, der Bauchwand, den Bauchorganen und den Beinen auf

6 **Rechte Herzkranzarterie** *(A. coronaria dextra):* versorgt rechten Vorhof, rechte Kammer, die Herzhinterwand und kleinen Teil der Kammerscheidewand

7 **Obere Hohlvene** *(V. cava superior):* sammelt Blut aus Armen, Kopf, Hals und Brust

8 **Aortenbogen** *(Arcus aortae):* an dem Aortenbogen entspringen mehrere große Arterien

Ergänzung: (Venae cordis)

Venen des Herzens: verlaufen parallel zu Arterien. Etwa $^2/_3$ des venösen Blutes gelangt über die große, mittlere und kleine Herzvene **(Vv. cardiaca magna, media und parva)** in ein Sammelgefäß **(Sinus coronarius),** mündet auf der Herzrückseite in rechten Vorhof.

9.7 Arterien und Arteriolen

Arterien sind Gefäße, in denen das Blut vom Herzen wegströmt. Am Übergang zwischen Arterien und Kapillaren finden sich die **Arteriolen,** die als Endstrecken der arteriellen Blutbahn, die Durchblutung des nachgeschalteten Kapillargebiets regeln.

Nennen Sie die einzelnen Wandschichten einer Arterie.

Hochdrucksystem – Widerstandsgefäße – 15% Blut

9.7 Arterien und Arteriolen

geringes Lumen im Gegensatz zu Venen

1 **Tunica interna (Intima):**
- innerste Schicht der Arterie
- besteht aus einschichtigem Epithel (Endothel)
- dient dem Stoff- und Flüssigkeitsaustausch durch die Gefäßwand.

2 **Tunica media (Media):**
- mittlere Schicht der Arterie
- besteht aus glatten Muskelzellen stark ausgeprägt, am dicksten in herznahen Arterien
- dient der Regulation von Blutströmung

3 **Tunica externa (Externa bzw. Adventitia):**
- äußerste Schicht der Arterie
- besteht aus lockerem Bindegewebe
- bei größeren Arterien verlaufen in der Adventitia Gefäße „Vasa vasorum“ und Nerven zur Versorgung der Arterienwand
- verbindet die Arterie mit umgebendem Gewebe

9.8 Windkesselgefäße

Die Aorta und die von ihr abgehenden Arterienstämme (z. B. gemeinsame Halsschlagader) sind **Arterien vom elastischen Typ.** Sie zeichnen sich dadurch aus, dass die Tunica media mit elastischen Fasern durchsetzt ist.

Erläutern Sie anhand der Abbildung die Windkesselfunktion von Arterien.

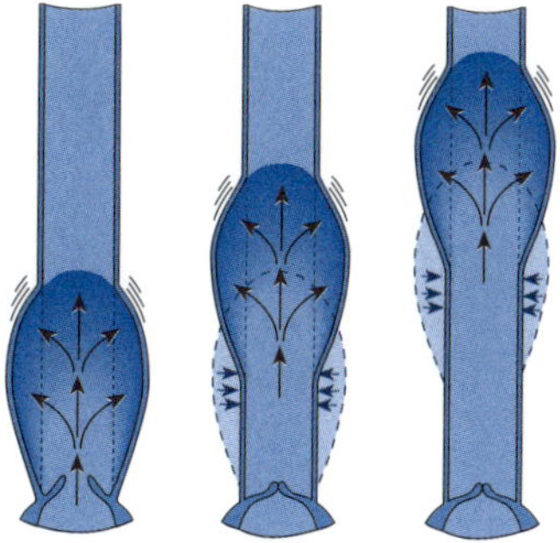

Abb. 9.5: Windkesselfunktion.

9.8 Windkesselgefäße

Arterien vom elastischen Typ haben eine **Windkesselfunktion**. Der vom Herzen während der **systolischen Austreibungsphase** ruckartig ausgeworfene Blutstrom dehnt die Gefäßwand auf. Nach Schluss von Aorten- und Pulmonalklappe in der Diastole entspannt sich die Herzmuskulatur. In dieser Phase **(Diastole)** zieht sich die Gefäßwand aufgrund ihrer Eigenelastizität wieder zusammen und schiebt das in ihr gespeicherte Blut weiter. Damit sorgen die herznahen, elastischen Arterien für eine kontinuierliche Blutströmung.

Begriffserklärungen:

Systole: Kontraktionsphase des Herzmuskels

Diastole: Entspannungs- und Füllungsphase des Herzmuskels

Ergänzung:

Arterien vom muskulären Typ: Arterien in der Körperperipherie, bei denen in der Tunica media die glatten Muskelzellen überwiegen. Beeinflussen durch Kontraktion oder Entspannung die Weite ihres Lumens und die Durchblutung der von ihnen versorgten Organe. Sie werden auch als Widerstandsgefäße bezeichnet.

9.9 Kapillaren

Die **Kapillaren** sind der funktionell wichtigste Teil des Kreislaufs. Sie bilden das Zwischenstück zwischen arteriellem und venösem System. Der Mensch besitzt etwa 40 Milliarden Kapillaren, in denen der Stoffaustausch stattfindet.

Nennen und erläutern Sie zwei Mechanismen, über die der Stoffaustausch zwischen der Kapillarwand und dem umliegenden Gewebe stattfindet.

9.9 Kapillaren

1 **Diffusion:** wichtig beim Flüssigkeits- und Stoffaustausch gelöster Teilchen. Für die gesamte Kapillaroberfläche findet ein Austausch von bis zu 60 Litern pro Minute statt.

2 **Filtration und Resorption:** zwischen Filtration (durch einen nach außen gerichteten Druck bzw. hydrostatischen Druck) und Resorption (durch einen nach innen gerichteten Druck bzw. kolloidosmotischen Druck) herrscht ein Gleichgewicht. Je nach Druckgefälle gelangen Flüssigkeit und Nährstoffe in das umliegende Gewebe (Filtration) oder es strömen Stoffwechselprodukte mit der Flüssigkeit in das Gefäßsystem zurück (Resorption).

→ besonders dünne Gefäßwand ermöglicht leichten Gasaustausch

Ergänzung:

Sinusoide: besonders weite Kapillaren mit extrem porösem Endothel, z.B. in Leber und rotem Knochenmark

9.10 Venen und Venolen

In den **Venen** (weitlumige und dünnwandige Gefäße) und den **Venolen** (kleine Venen) befinden sich etwa zwei Drittel des gesamten Blutvolumens. Wegen dieses Blutreservoirs nennt man diese Gefäße auch **Kapazitätsgefäße.**

Nennen Sie mindestens drei Mechanismen im venösen System, die zum Rücktransport des Blutes zum Herzen beitragen.

Niederdrucksystem – Kapazitätsgefäße – 85% Blut

9.10 Venen und Venolen

1 **Sogwirkung des Herzens** → abfallender Druck nach Kontraktion des re. Atrium
2 **Sogwirkung des Brustkorbes** bei der Einatmung → Steigerung Druck im Abdomen m. gleichzeitig erhöhtem Unterdruck im Thorax
3 **Venenklappen,** die einen Rückfluss des Blutes verhindern
4 **Muskelvenenpumpe** → Kontraktion d. Skelettmuskeln presst Blut nach oben
5 **Druck der arteriellen Pulswelle** bei der Lage der Venen neben den Arterien
→ Ausdehnung d. Arterienwand drückt auf Venenwand

Begriffserklärungen:

Venenklappen: Sonderstruktur der Tunica interna (sog. Endothelausstülpungen), die eine Art Ventil bilden, das den Blutstrom zum Herzen frei gibt. + großes Lumen + dünne Muskelschicht

Ergänzung:

Arteriovenöse Anastomosen (AV-Anastomosen): direkte Verbindungen zwischen Arteriolen (dünne Arterien) und Venolen ohne Passieren des Blutes in Kapillaren. AV-Anastomosen kommen überwiegend an Händen und Füßen vor.

9.11 Körperkreislauf

Im **Körperkreislauf (großer Kreislauf)** wird das Blut von der linken Herzkammer über die Aorta in zahlreiche kleine Arterien gepumpt. Dort erfolgt nach Aufteilung der Arterien in Arteriolen und in Kapillaren die Abgabe von Sauerstoff und Nährstoffen bzw. die Aufnahme von Kohlendioxid und Stoffwechselendprodukten.

Nennen Sie mindestens fünf Tastpunkte (arterielle Tastpunkte) zur Pulsmessung.

1 **Puls der A. brachialis** (Innenseite des Oberarms, im *Sulcus bicipitalis medialis*)
2 **Puls an der A. carotis communis** (am Vorderrand des *Musculus sternocleidomastoideus*)
3 **Puls der A. dorsalis pedis** (am Fußrücken)
4 **Puls der A. facialis** (am unteren Rand des *Os mandibulare*)
5 **Puls der A. femoralis** (in der Leistenbeuge)
6 **Puls der A. poplitea** (in der Kniekehle)
7 **Puls der A. radialis** (in der Nähe des Handgelenks)
8 **Puls der A. temporalis superficialis** (über dem *Arcus zygomaticum*)
9 **Puls der A. tibialis posterior** (2 cm hinter dem Innenknöchel)
10 **Puls der A. ulnaris** (in der Nähe der Handwurzel neben der Sehne des *Musculus flexor carpi ulnaris*)

Ergänzung:

Pulswelle: durch den stoßweisen Auswurf von Blut in der Systole wird in den Arterien eine Pulswelle erzeugt, die sich mit der sog. Pulswellengeschwindigkeit entlang der Gefäße ausbreitet.

9.12 Lungenkreislauf

Der **Lungenkreislauf (kleiner Kreislauf)** beginnt in der rechten Herzkammer und endet im linken Vorhof. Über die Pulmonalarterien wird das Blut in die Lunge gepumpt.

Vervollständigen Sie bitte die folgende Textpassage mit den unten stehenden Begriffen.

Aus dem ____________ gehen zwei Arterien hervor, die linke und rechte ____________. Diese teilen sich in ____________ und Kapillaren, die sauerstoffarmes Blut an die ____________ heranführen, aus denen Sauerstoff aufgenommen und an die ____________ abgegeben wird. Danach sammeln sich die Kapillaren zu Venolen und Venen, die über die ____________ in den ____________ einmünden.

Alveolen, Arteria pulmonalis, Arteriolen, Kohlendioxid, linken Vorhof, Pulmonalvenen, Truncus pulmonalis

9.12 Lungenkreislauf

Aus dem Truncus pulmonalis gehen zwei Arterien hervor, die linke und rechte Arteria pulmonalis. Diese teilen sich in Arteriolen und Kapillaren, die sauerstoffarmes Blut an die Alveolen heranführen, aus denen Sauerstoff aufgenommen und an die Kohlendioxid abgegeben wird. Danach sammeln sich die Kapillaren zu Venolen und Venen, die über die Pulmonalvenen in den linken Vorhof einmünden.

Ergänzung:

Blutdruck im Lungenkreislauf: die rechte Kammer pumpt mit niedrigem Druck Blut in den Lungenkreislauf, der dem Niederdrucksystem angehört. Der Blutdruck im Lungenarterienstamm unterliegt diastolischen und systolischen Schwankungen (im Mittel 12–16 mmHg).

9.13 Fetalkreislauf

Das Blut im **fetalen Kreislauf** wird vor der Geburt auf ganz anderen Wegen verteilt als danach, weil die Lungen ihre Funktion vor der Geburt nicht ausüben können.

Erläutern Sie den fetalen Blutkreislauf.

9.13 Fetalkreislauf

!

Das in der Plazenta mit Sauerstoff angereicherte Blut wird aus der **Nabelvene** *(Vena umbilicalis)*, unter Umgehung der Leber, über den **Ductus venosus Arantii** direkt in die untere Hohlvene und von dort in den rechten Vorhof geleitet. Das sauerstoffreiche Blut aus der unteren Hohlvene fließt durch ein Loch **(Foramen ovale)** in der Vorhofscheidewand in den linken Vorhof. Das Blut aus der oberen Hohlvene hingegen (sauerstoffarm) gelangt in die rechte Herzkammer und den **Truncus pulmonalis.** Da die Lungen noch nicht funktionieren, fließt das Blut über einen Kurzschluss **(Ductus arteriosus Botalli)** zur Aorta und umgeht somit den Lungenkreislauf. Über die **Nabelarterien** *(Arteriae umbilicales)* gelangt sauerstoffarmes Blut zur Plazenta, über die **Nabelvene** sauerstoffreiches Blut zum kindlichen Organismus.

9.14 Blutdruck

Der **Blutdruck** ist der Druck bzw. die Kraft, die das Blut auf die Gefäßwände ausübt. Der Blutdruck ist wichtigster Messwert für den Funktionszustand des Herz-Kreislaufsystems und wirkt sowohl in Arterien als auch in Venen.

Erläutern Sie die Blutdruckmessung nach Riva-Rocci.

Normalwerte:
Säuglinge: 75/50 mm/Hg
Kinder bis 10 J.: 90/60
Erwachsene: 120/80
ü60: 140/90 → durch Elastizitätsverlust der Gefäße

9.14 Blutdruck

in Herzhöhe + 2 Finger breit über Ellenbeuge!

Eine aufblasbare Blutdruckmanschette wird am Oberarm befestigt und ein Stethoskop in die Ellenbeuge gedrückt, etwa dort, wo die Armarterie *(Arteria brachialis)* verläuft. Die Manschette wird so lange aufgepumpt, bis die Arterie zugedrückt wird. Man erkennt dies daran, dass im Stethoskop keine Pulsgeräusche mehr zu hören sind oder der Puls an der Speichenarterie *(A. radialis)* nicht mehr zu fühlen ist. Dann wird der Druck durch Luftablassen so lange vermindert, bis ein pulsierendes Geräusch **(Korotkow-Töne)** auftritt. Der erste Ton entspricht dem systolischen Blutdruck. Bei weiter nachlassendem Druck verschwinden die Korotkow Geräusche. Der jetzt am Druckmessgerät abgelesene zweite Wert ist der diastolische Druck. Der Blutdruck wird in der Einheit Millimeter Quecksilbersäule **(mmHg)** angegeben.

+ 30 mm/Hg ↑
ca 5 mm/s

Fehlerquellen:
- zu schnelle Druckentlastung
- wiederholtes Aufpumpen sofort
- ungenügendes Aufpumpen
- Kleidung
- kaputtes Gerät
- Messung ∅ in Ruhe
- Messung ∅ in Herzhöhe
- Arm ∅ entspannt
- Manschette zu fest / locker

9.15 Blutdruckregulation

Der arterielle Blutdruck ergibt sich aus dem **Blutvolumen** und der **Pumpleistung** des Herzens. Er muss sich in geregelten Bahnen bewegen, denn sowohl ein zu hoher als auch ein sehr niedriger Blutdruck schädigen den Organismus.

Nennen und erläutern Sie drei Mechanismen der Blutdruckregulation.

9.15 Blutdruckregulation

1 **Kurzfristiger Mechanismus der Blutdruckregulation:** wichtigster Mechanismus ist der Dehnungsrezeptorenreflex bzw. Pressorezeptorenreflex. Blutdruckabfall führt reflektorisch über die Kreislaufzentren im verlängerten Rückenmark zur Reizung des sympathischen Nervensystems und zur Steigerung des Blutvolumens.

2 **Mittelfristige Blutdruckregulation:** wichtigster Mechanismus ist hier das Renin-Angiotensin-Aldosteron-System: eine Nierenarterienverengung oder eine verminderte Nierendurchblutung führt zu erhöhter Reninfreisetzung und zu einer Konzentrationserhöhung des gefäßverengenden Angiotensin II.

3 **Langfristige Blutdruckregulation:** dieser Mechanismus der Blutdruckregulation läuft über die Regulation des Blutvolumens. Eine Erhöhung des Blutvolumens veranlasst in den Herzvorhöfen die Freisetzung von hormonähnlichen Substanzen *(z. B. atriales natriuretisches Peptid)*, die an der Niere die Flüssigkeitsausscheidung steigern. Ferner kann eine Volumenzunahme in den Blutgefäßen zu einer verminderten Adiuretinsekretion **(ADH)** im Hypothalamus und zu einer Steigerung der Flüssigkeitsausscheidung führen.

10 Atmungssystem

10.1 Aufbau und Funktion der Nase

An der äußeren **Nase (Nasus externus)** lassen sich Nasenwurzel **(Radix nasi),** Nasenrücken **(Dorsum nasi),** Nasenspitze **(Apex nasi)** und die Nasenflügel **(Ala nasi)** unterscheiden. Die äußere Form der Nase wird vor allem von mehreren Nasenknorpeln **(Cartilagines nasi)** geprägt.

Ergänzen Sie die die folgende Abbildung mit den korrekten Beschriftungen.

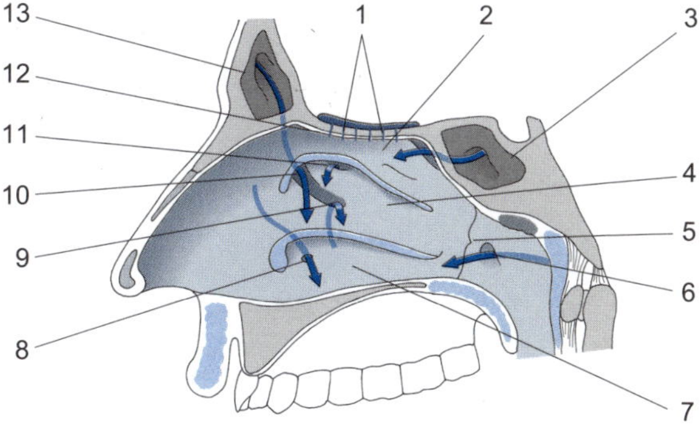

Abb. 10.1: Nasenhöhle.

oberes Respirationstrakt: Nase + Rachen
unteres " : alles unterhalb des Kehlkopfes
→ Larynx, Trachea, Bronchien, Alveolen

10.1 Aufbau und Funktion der Nase

1 **Riechnerv** *(Nervus olfactorius)*
2 **Oberer Nasengang** *(Meatus nasi superior)*
3 **Keilbeinhöhle** *(Sinus sphenoidalis)*
4 **Mittlerer Nasengang** *(Meatus nasi medius)*
5 **Hintere Nasenöffnung** *(Meatus nasopharyngeus)*
6 **Mündung der Ohrtrompete** *(Ostium pharyngeum tubae auditivae)*
7 **Unterer Nasengang** *(Meatus nasi inferior)*
8 **Mündung des Tränennasengangs** *(Ostium ductus nasolacrimalis)*
9 **Mündung der Kieferhöhle** *(Ostium sinus maxillaris)*
10 **Mündung der Stirnhöhle** *(Ostium sinus frontalis)*
11 **Mündung der Siebbeinzellen** *(Ostium cellulae ethmoidales)*
12 **Siebbeinplatte** *(Lamina cribrosa)*
13 **Stirnhöhle** *(Sinus frontalis)*

schleimproduzierendes Flimmerepithel — viele Blutgefäße

Ergänzung:

Funktionen der Nase: Anfeuchtung und Erwärmung der Einatmungsluft, Beherbergung des Riechorgans und Resonanzraum für die Stimme.

Schmutzpartikel herausfiltern (Flimmerepithel)
→ durch schnäuzen, abhusten, Enzym Lysozym tötet Bakterien

10 Atmungssystem

10.2 Nasennebenhöhlen

Die **Nasennebenhöhlen (Sinus paranasales)** sind paarig angeordnete, lufthaltige Hohlräume im Schädelknochen. Sie sind mit Schleimhaut **(mehrreihiges Flimmerepithel)** ausgekleidet und münden in die Nasenhöhle.

Ergänzen Sie die folgende Abbildung mit den korrekten Beschriftungen.

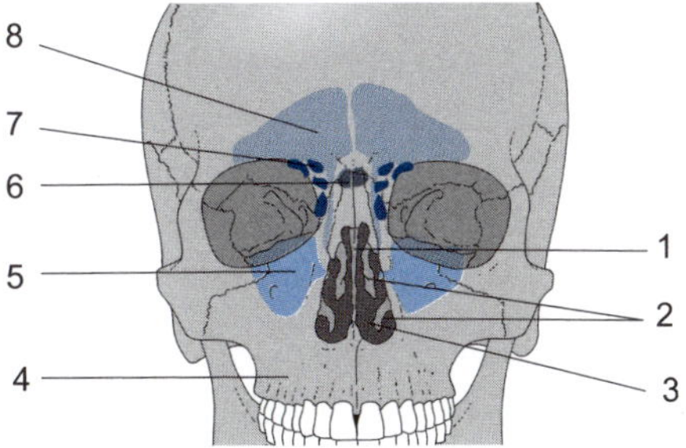

Abb. 10.2: Nasennebenhöhlen.

10.2 Nasennebenhöhlen

1 **Nasenscheidewand** *(Septum nasi)*
2 **Nasenmuscheln** *(Conchae nasales)*
3 **Nasenhöhle** *(Cavitas nasi)*
4 **Oberkiefer** *(Maxilla)*
5 **Kieferhöhle** *(Sinus maxillaris)*
6 **Keilbeinhöhle** *(Sinus sphenoidalis)*
7 **Siebbeinzellen** *(Cellulae ethmoidales)*
8 **Stirnhöhle** *(Sinus frontalis)*

Ergänzung:

Funktionen der Nasennebenhöhlen: vermindern das Gewicht des knöchernen Schädels und stellen zudem einen Resonanzraum für die Stimme dar.

10.3 Rachen

Aus der Nase führt der Luftweg über die hintere Nasenöffnung **(Meatus nasopharyngeus)** bzw. die Choanen in den **Rachen (Pharynx).** Der Rachen ist ein Muskelschlauch, der sich vom hinteren Teil des Mundes und der Nase über den Hals bis zum Kehlkopf **(Larynx)** und zur Luftröhre **(Trachea)** erstreckt.

Nennen Sie drei Abschnitte (Etagen) des Rachens.

↳ Weg der Luft u. Speisen
↳ Immunabwehr durch Lymphknoten / Teil des lymphatischen Rachenrings

10.3 Rachen

1 **Nasenrachen (Nasopharynx, Epipharynx):** oberer Teil des Rachens und Mündungsort der Ohrtrompete **(Tuba auditiva)** sowie Sitz der Rachenmandel **(Tonsilla pharyngealis)**

2 **Mundrachen (Oropharynx, Mesopharynx):** mittlerer Abschnitt des Rachens, gemeinsamer Abschnitt von Luft- und Speiseweg sowie Sitz der Gaumenmandel **(Tonsilla palatina)**

3 **Kehlkopfrachen (Laryngopharynx, Hypopharynx):** unterer Abschnitt des Rachens, der vom Zungenbein **(Os hyoideum)** bis zum Kehlkopf **(Larynx)** reicht.

Nervus laryngeus recurrens
→ Innervation Kehlkopfmuskulatur zur Veränderung der Stimmbandstellung

10.4 Kehlkopf

Der **Kehlkopf (Larynx)** ist ein röhrenförmiges Knorpelgerüst, der sich vom Zungengrund **(Tonsilla lingualis)** bis zur Luftröhre **(Trachea)** erstreckt.

Ergänzen Sie die folgende Abbildung mit den korrekten Beschriftungen.

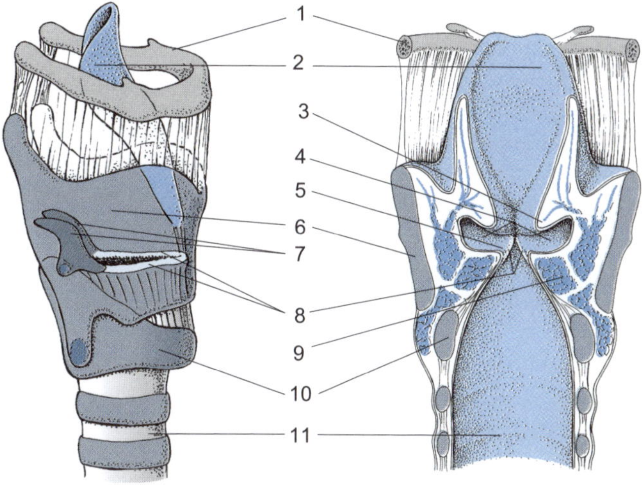

Abb. 10.3: Zungenbein und Kehlkopf.

10.4 Kehlkopf

1 **Zungenbein** *(Os hyoideum)*
2 **Kehldeckel** *(Epiglottis)* Verschließt Atemweg beim Schluckakt
3 **Taschenfalten** *(Plicae vestibulares)* Schutz vor Austrocknung
4 **Kehlkopftasche** *(Ventriculus laryngis)*
5 **Stimmfalten** *(Plicae vocales)*
6 **Schildknorpel** *(Cartilago thyroidea)* Adamsapfel
7 **Stellknorpel** *(Cartilago arytaenoidea)* durch Stellungsveränderung → Veränderung d. Stimmbänder
8 **Stimmbänder** *(Ligamenta vocalia)* hoher Ton: starke Spannung, tiefer Ton: Grundspannung
9 **Stimmmuskel** *(Musculus vocalis)*
10 **Ringknorpel** *(Cartilago cricoidea)* geschlossener Knorpelring, verbindet Kehlkopf u. Trachea
11 **Luftröhre** *(Trachea)*

Ergänzung:

Funktion: Trennung von Speise- und Luftweg, Schutz der Luftröhre, Stimmbildung

Stimmbildung: die Stimmbänder werden aneinander gelegt und durch einen Luftstoß in Schwingungen versetzt, wodurch Schallwellen entstehen. Die Lautstärke ist abhängig von der Stärke des Luftstroms, die Tonhöhe von der Spannung der Stimmbänder.

Stimmritze: die Öffnung zwischen den beiden Stimmbändern. Ihre Weite wird über die Kehlkopfmuskeln verändert.

10.5 Luftröhre

Die **Luftröhre (Trachea)** ist ein biegsamer und 10–12 cm langer, muskulöser Schlauch, dessen Öffnung durch 16–20 hufeisenförmige Knorpelspangen **(Cartilagines tracheales)** offen gehalten wird.

Vervollständigen Sie bitte die folgende Textpassage mit den unten stehenden Begriffen.

Die Luftröhre beginnt am ____________ und verbindet als elastisches Rohr ____________ und ____________. Sie endet an der ____________ in Höhe des ____________, wo je ein ____________ an die rechte und linke Lunge abgegeben wird.

Bronchien, Bifurcatio tracheae, 5. Brustwirbels, Hauptbronchus, Kehlkopf, Ringknorpel

Aufgaben: Erwärmung, Anfeuchtung, Reinigung d. Luft

10.5 Luftröhre

Die Luftröhre beginnt am Ringknorpel und verbindet als elastisches Rohr Kehlkopf und Bronchien. Sie endet an der Bifurcatio tracheae in Höhe des 5. Brustwirbels, wo je ein Hauptbronchus an die rechte und linke Lunge abgegeben wird.

Begriffserklärungen:

Bifurcatio tracheae: Aufzweigung der Luftröhre in die beiden Hauptbronchien in Höhe des 4.–5. Brustwirbelkörpers

Ergänzung:

Hustenreflex: gelangen Fremdkörper in Kehlkopf und Luftröhre, so legen sich die Stimmbänder unter Muskelanspannung aneinander. Die Ausatmungsluft wird gegen die geschlossene Stimmritze gepresst. Durch Öffnen der Stimmritze werden die Fremdkörper mit der Ausatmungsluft in den Mund zurückgeschleudert.

10.6 Bronchien und Bronchiolen

Die **Bronchien (Bronchi)** beginnen mit den zwei Hauptbronchien **(Bronchus principalis sinister** und **dexter)** und verästeln sich zu einem Bronchialbaum. Die Wand der Hauptbronchien besteht aus Knorpelspangen und Schleimhaut. → Becherzellen (bilden Schleim) mehrreihiges Flimmerepithel m. Zilien

Vervollständigen Sie bitte die folgende Textpassage mit den unten stehenden Begriffen.

Der rechte Hauptbronchus teilt sich in ____________, der linke nur in ____________. Diese verästeln sich anschließend weiter in ____________, die sich wiederum in immer kleinere Äste verzweigen. In den kleinsten Verzweigungen der Bronchien, den ____________, fehlen die Knorpelspangen, jedoch sind die Bronchiolen reichlich mit ____________ versehen, die den ____________ der Atemluft regulieren.

Bronchiolen, drei Lappenbronchien, glatten Muskelfaserzügen, Segmentbronchien, zwei, Zu- und Abstrom

10.6 Bronchien und Bronchiolen

119

Der rechte Hauptbronchus teilt sich in drei Lappenbronchien, der linke nur in zwei. Diese verästeln sich anschließend weiter in Segmentbronchien, die sich wiederum in immer kleinere Äste verzweigen. In den kleinsten Verzweigungen der Bronchien, den Bronchiolen, fehlen die Knorpelspangen, jedoch sind die Bronchiolen reichlich mit glatten + ringförmigen Muskelfaserzügen versehen, die den Zu- und Abstrom der Atemluft regulieren.

→ Endbronchien (bronchioli terminales) → Respiratorische Bronchien (bronchioli respiratorii) → Alveolen

Ergänzung:

Blut-Luft-Schranke: eine dünne (im Mittel 0,6 μm) Schicht (Barriere) aus Alveolardeckzellen und Kapillarendothel, durch die der Sauerstoff aus der Alevolarluft rasch ins Kapillarblut übertreten kann. Das Kohlendioxid nimmt den umgekehrten Weg.

Surfactant (Oberflächenfaktor): besteht aus Phospholipiden, die zusammen mit elastischen Fasern auf der inneren Oberfläche der Alveole einen dünnen Film bilden, welcher die Oberflächenspannung der Alveolen herabsetzt und somit deren Kollabieren verhindert.

10.7 Lungen

In den **Lungen (Pulmones)** findet der eigentliche **Gasaustausch** zwischen Blut und Atemluft statt. Die Lunge, die den Bronchialbaum enthält, füllt die Brusthöhle vollständig aus und umgibt den Mittelfellraum **(Mediastinum).**

Ergänzen Sie die folgende Abbildung mit den korrekten Beschriftungen.

Atelektasen = Lungenabschnitt, der zwar durchblutet wird, aber ø am Gasaustausch teilnimmt

Blutversorgung einerseits durch Lungenkreislauf (Gasaustausch), andererseits aus dem Körperkreislauf (Bronchialarterien)

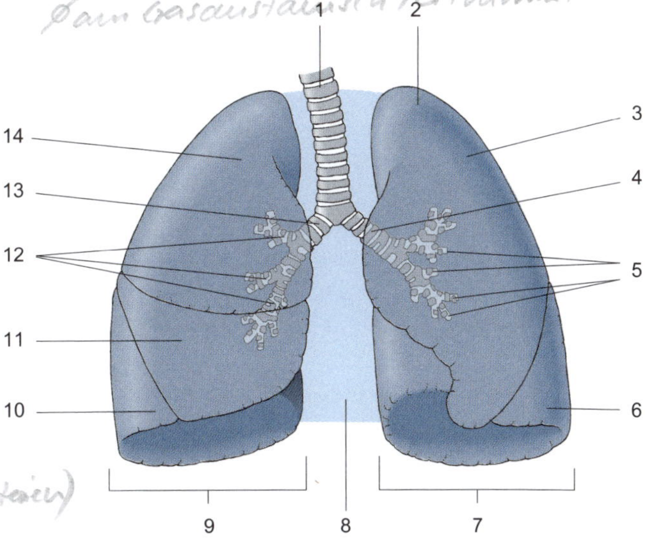

Abb. 10.4: Lungen.

10.7 Lungen

1 **Luftröhre** *(Trachea)*
2 **Lungenspitze** *(Apex pulmonis)*
3 **Linker Oberlappen** *(Lobus superior)*
4 **Linker Hauptbronchus** *(Bronchus principalis sinister)*
5 **Segmentbronchien** *(Bronchi segmentales)*
6 **Linker Unterlappen** *(Lobus inferior)*
7 **Linke Lunge** *(Pulmo sinister)*
8 **Mittelfell** *(Mediastinum)*
9 **Rechte Lunge** *(Pulmo dexter)*
10 **Rechter Unterlappen** *(Lobus superior)*
11 **Rechter Mittellappen** *(Lobus medius)*
12 **Lappenbronchien** *(Bronchi lobares)*
13 **Rechter Hauptbronchus** *(Bronchus principalis dexter)*
14 **Rechter Oberlappen** *(Lobus superior)*

re + li Lungenflügel
↓
Ober-, (Mittel-), Unterlappen
↓
Lungensegmente (9/10)
↓
Lobulus
(Lungenläppchen)

Lungensegmente bilden bronchoarterielle Einheiten, d. h. jedes Segment wird von einem Segmentbronchus u. einem Ast d. Lungenarterie versorgt.

Ergänzung:

Aufbau: rechte und linke Lunge, die in Lappen *(Lobi)* unterteilt sind. Links existieren zwei Lobi, rechts drei. Ein Lungenlappen wiegt ca. 400 g und hat ein Volumen von ca. 2 l. Die Gesamtfläche für den Gasaustausch beträgt beim Erwachsenen 60–100 m^2.

10.8 Pleura – Brustfell

Beide Lungenflügel sind von einem dünnen ~~Brustfell~~ Lungenfell **(Pleura visceralis)** umgeben, das fest mit dem Lungengewebe verwachsen ist.

Vervollständigen Sie bitte die folgende Textpassage mit den unten stehenden Begriffen.

Die Pleura besteht aus zwei Blättern, dem ____________ und dem ____________. Die Pleura visceralis ist eine hauchdünne, die Lunge überziehende Hülle, die Pleura parietalis liegt der Brustwand und dem Zwerchfell an. Am ____________ gehen die beiden Pleurablätter ineinander über und bilden so einen geschlossenen Spaltraum, den ____________. Dieser enthält eine ____________, die eine gute Verschieblichkeit der Lungenblätter während der ____________ der Lunge gewährleistet.

Ein- und Ausdehnung, Lungenfell, Lungenhilus, Pleuraspalt, Rippenfell, seröse Flüssigkeit

10.8 Pleura

Die Pleura besteht aus zwei Blättern, dem Lungenfell und dem Rippenfell. Die Pleura visceralis ist eine hauchdünne, die Lunge überziehende Hülle, die Pleura parietalis liegt der Brustwand und dem Zwerchfell an. Am Lungenhilus gehen die beiden Pleurablätter ineinander über und bilden so einen geschlossenen Spaltraum, den Pleuraspalt. Er enthält eine seröse Flüssigkeit, die eine gute Verschieblichkeit der Lungenblätter während der Ein- und Ausatmung der Lunge gewährleistet.

Ergänzung:

Brustfellentzündung (Pleuritis): z. B. bei Lungenentzündung, geht mit Atemnot, Brustschmerzen und Fieber einher

Pleuraerguss: bei Entzündung oder Tumoren von Lunge oder Pleura sammelt sich Flüssigkeit zwischen den Pleurablättern an. (sammelt sich aufgrund der Schwerkraft am tiefsten Punkt)

Pneumothorax: bedingt durch Brustwand- oder Pleuraverletzung, bei der Luft in den Pleuraspalt eindringt und die Lunge wegen ihrer Elastizität zusammenfällt.

10.9 Atemmechanik

Die Atmung dient dem Gasaustausch zwischen Organismus und äußerer Umgebung. Man kann den Vorgang der Atmung in eine **Lungenatmung** und in eine **Gewebsatmung** einteilen.

innere Atmung
↳ Zellatmung
Gasaustausch im Gewebe

Nennen und erläutern Sie zwei Phasen der Atemmechanik.

- Diaphragma: Hauptatemmuskel
  ↳ trennt Bauch- u. Brustraum
  ↳ innerviert bei Einatmung zusammen mit M. intercostales externi
  ↳ durch Unterdruck im Pleuraspalt dehnt sich d. Lunge
- bei Ausatmung innerviert nur M. intercostales interni
- Ausatmung dauert doppelt so lang wie Einatmung

auch: äußere Atmung
↳ Gasaustausch i. d. Lunge
Gastransport i. d. Blut
- CO_2 tritt v. Kapillarnetz i. d. Alveole
- O_2 tritt v. der Alveole ins Kapillarnetz

10.9 Atemmechanik

1 **Einatmung (Inspiration):** die Lunge dehnt sich aus und es kommt zu einer Erweiterung des Brustkorbes. So gelangt Atemluft (sauerstoffreiche Luft) durch eine Sogwirkung in die Lunge.

2 **Ausatmung (Exspiration):** bei diesem passiven Vorgang zieht sich die Lunge zusammen und sauerstoffarme Luft wird nach außen abgegeben, das erfolgt hauptsächlich durch die elastischen Rückstellkräfte der Lunge und des Brustkorbes.

Ergänzung:

Atemhilfsmuskulatur: wird bei Atemnot bzw. bei forcierter Einatmung eingesetzt

Einatmung:
M. pectoralis major, M. pectoralis minor, M. serratus anterior, Mm. serrati posterior superior und posterior, M. sternocleidimastoideus

Ausatmung:
M. latissimus dorsi, M. obliquus externus, M. obliquus internus, M. rectus abdominis

10.10 Alveolärer Gasaustausch

Der **Gasaustausch** der Atemgase findet zwischen den Lungenbläschen **(Alveolen)** und den Lungenkapillaren statt. Sauerstoff diffundiert aus den Lungenbläschen ins Blut, Kohlendioxid umgekehrt aus dem Blut in die Lungenbläschen.

Nennen Sie drei Faktoren, die den Gasaustausch beeinflussen.

Voraussetzung f. geringe Energieleistung beim Gasaustausch
1. geringe Strömungswiderstände → Bronchienverengung erhöht Widerstand
2. reibungsarme Erweiterung d. Alveolen
→ Produktion d. Alveolarzellen II: Surfactant
(setzt Oberflächenspannung herab + verhindert Alveolarkollaps, befeuchtet Alveolarmembran)

10.10 Alveolärer Gasaustausch

1 **Belüftung der Lunge** *(alveoläre Ventilation)* → größe d. Austauschfläche = Alveolarmembran ca. 70-80 m²
2 **Lungendurchblutung** *(Perfusion)*
3 **Partialdruckunterschiede der Atemgase zwischen den Alveolen und dem Blut** *(Diffusionskapazität)* → Diffusion durch Konzentrationsunterschied zw. Alveole u. Kapillare
4 **Diffusionsstrecke** (Länge)

Ergänzung:

Blut-Luft-Schranke: etwa 0,5 µm dick und besteht aus Surfactant, Alveolarepithelzelle, Basalmembran und Endothel. Ist entscheidend an der Diffusion beteiligt.

Gastransport im Blut: erfolgt durch die Erythrozyten. Dabei wird Sauerstoff (O_2) an das Eisen des Hämoglobins gebunden, Kohlendioxid (CO_2) liegt als Bikarbonat (HCO_3^-) vor.

Euler-Lijestrand-Reflex: bei körperlicher Ruhe ist ein großer Teil der Lungenbläschen nicht belüftet und weniger durchblutet. Erst bei körperlicher Belastung öffnen sich die Zugänge zu den Reservealveolen.

Hämoglobin ☞ K 86

O_2 88,5% Bindung an Eisen
1,5% gelöst im Plasma

CO_2 10% gebunden ans Hämoglobin $HbCO_2$
35% als Bikarbonat im Erythrozyt HCO_3
10% im Plasma (wie Kohlensäure) H_2CO_3
45% als Bikarbonationen im Plasma HCO_3

Compliance ≙ Dehnbarkeit d. Lunge
Resistance = Atemwegswiderstand

10.11 Lungen- und Atemvolumina

Man definiert verschiedene **Lungenvolumina,** die eine Aussage über den Funktionszustand der Belüftung **(alveoläre Ventilation)** ermöglichen. Störungen der Ventilation können durch Bestimmung der Lungenvolumina erkannt werden.

Nennen Sie mindestens fünf verschiedene Lungenvolumina.

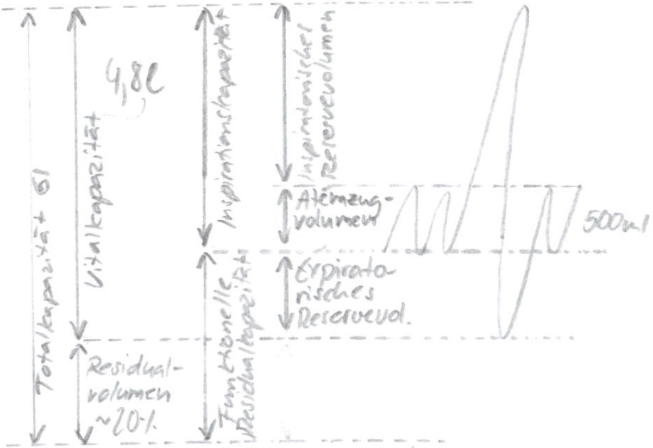

eingeatmete Luft:
21% O_2; 0,03 CO_2; 78% Stickstoff; 1% Edelgase

ausgeatmete Luft:
17% O_2; 4% CO_2; 78% Stickstoff; 1% Edelgase

10.11 Lungen- und Atemvolumina

1 **Atemzugvolumen:** bei jedem Atemzug treten ca. 500 ml Luft in den Respirationstrakt ein
2 **Exspiratorisches Reservevolumen:** Volumen, das nach normaler Ausatmung noch zusätzlich ausgeatmet werden kann
3 **Funktionelle Residualkapazität:** Volumen, das nach normaler Ausatmung noch in der Lunge enthalten ist
4 **Inspiratorisches Reservevolumen:** Volumen, das nach normaler Einatmung noch zusätzlich eingeatmet werden kann
5 **Inspirationskapazität:** Volumen, das nach normaler Ausatmung maximal eingeatmet werden kann
6 **Residualvolumen:** Volumen, das nach maximaler Ausatmung in der Lunge zurückbleibt
7 **Totalkapazität:** Volumen, das nach maximaler Einatmung noch in der Lunge enthalten ist
8 **Vitalkapazität:** Volumen, das nach maximaler Einatmung maximal eingeatmet werden kann

Ergänzung:

Totraum: bei jedem Atemzug treten etwa ½ Liter Luft in den Respirationstrakt ein. Davon gelangen nur ⅔ in die Alveolen. Der Rest verbleibt in den Abschnitten der oberen und unteren Atemwege, in denen kein Gasaustasch erfolgt.

!eigentl. unwillkürlich, unterliegt jedoch willkürlichen Beeinflussung des Großhirns!

10.12 Atmungsregulation

(Stammhirnteil)

Die Steuerung der Atmung erfolgt vom **Atemzentrum** aus. Es liegt im verlängerten Rückenmark *(Medulla oblongata)* unmittelbar oberhalb des Halsrückenmarks. Dieses Atemzentrum besteht aus unterschiedlichen Nervenzellgruppen für Ein- und Ausatmung, die als Taktgeber die Atemfrequenz sowie die gesamte Atemmuskulatur steuern.

(Frequenz, Rhythmus, Tiefe d. Ventilation wird gesteuert)

Nennen Sie zwei Mechanismen der Atmungssteuerung.

3. Reizrezeptoren – reagieren auf äußere Reize, lösen Schutzreflex aus → Husten, Niesen etc.
4. Pressorezeptoren i.d. Blutgefäßen → Reizauslöser: Blutdruck↓
5. Barorezeptoren reagieren auf O_2-Veränderung i.d. Luft → bei Hypoxie (in Höhen) → Tachypnoe, vertiefte Atmung, ↑Erythropoese
6. Willkürliche Steuerung durch Großhirn, z.B. beim Tauchen, Singen etc.
7. Hypothalamische Steuerung wirkt bei seelischen Erregungen auf das limbische System verändert Atemfrequenz + Tiefe
8. Hormone beeinflussen Atmung (z.B. Adrenalin)

Ziel d. Atmung: O_2-Aufnahme u. CO_2-Abgabe den jeweiligen Bedürfnissen des Menschen angepasst
→ O_2 Bedarf wird am CO_2-Gehalt gemessen

Zentrale Rezeptoren in Medulla oblongata → Hauptreiz: ↑ pCO_2 im Liquor
periphere " im Aortenbogen, A. carotis communis, Medulla oblongata → Reizauslöser: ↑ pCO_2 u. pH-Wert

10.12 Atmungsregulation

125

1 **Atmungskontrolle über die Blutgase (chemische Atemregulation):** das Ausmaß der Atemtätigkeit kann durch die Konzentrationen **(Partialdrücke)** von Sauerstoff und Kohlendioxid im Blut sowie durch Veränderungen des arteriellen pH-Wertes bestimmt und an die jeweils aktuelle Situation angepasst werden. Partialdrücke von O_2 und CO_2 sowie pH-Wert des Blutes werden über Chemorezeptoren gemessen und die Werte an das Atemzentrum übermittelt.

2 **Mechanisch-reflektorische Atmungskontrolle:** Dehnungsrezeptoren in den Alveolen melden über den Eingeweidenerv **(Nervus vagus)** den Grad der Lungendehnung an das Atemzentrum. Über ein Rückkopplungssystem wird bei einer Überdehnung der Lunge die Einatmung gehemmt und die Ausatmung ausgelöst **(Hering-Breuer-Reflex)**. (mit kurzzeitiger Apnoe)

Ergänzung:

Atemstillstand: ist unmittelbar lebensbedrohlich und führt bei über 4–8 Minuten Dauer zu irreversiblen Schäden lebenswichtiger Organe, z. B. des Gehirns.

Blutgasanalyse (BGA): mithilfe dieses Verfahrens können sauerstoff- und Kohlendioxidpartialdruck sowie der Blut-pH zuverlässig bestimmt werden.

11 Hormonsystem

11.1 Aufgaben des Hormonsystems

Hormone sind chemische **Signal- und Botenstoffe,** die über das Blutgefäßsystem an ihren Bestimmungsort transportiert werden.

Nennen Sie mindestens drei Aufgaben der Hormone.

11.1 Aufgaben des Hormonsystems

1 **Anpassung** des Organismus an ständig wechselnde Leistungsanforderungen bzw. Belastungssituationen
2 **Beeinflussung** der geistigen, körperlichen und psychischen Entwicklung
3 **Regulation** des Organstoffwechsels und der Zellfunktionen
4 **Steuerung** der Reproduktionsvorgänge

Ergänzung:

Chemisch lassen sich die Hormone in vier Klassen unterteilen:

- **Amminosäureabkömmlinge:** aus einer Aminosäure, überwiegend wasserlöslich (z. B. Adrenalin und Noradrenalin sowie T_3 und T_4)
- **Arachidonsäureabkömmlinge:** abgeleitet von der ungesättigten Fettsäure Arachidonsäure, fettlöslich (z. B. Prostaglandine und Thromboxan)
- **Peptidhormone:** aus Aminosäureketten, meist wasserlöslich (z. B. Adiuretin, Insulin, Kalzitonin, Oxytozin, Parathormon, Prolaktin und Wachstumshormon)
- **Steroidhormone:** sind Cholesterinabkömmlinge, fettlöslich (z. B. Aldosteron, Androgene, Kortisol, Östrogene, Progesteron und Testosteron)

11.2 Hormonrezeptoren

Hormone wirken auf ihre Zielorgane bzw. ihre Zielzellen über spezifische Hormonrezeptoren, die nach dem **Schlüssel-Schloss-Prinzip** zusammenpassen.

Ergänzen Sie die folgende Textpassage mit den unten stehenden Begriffen.

Die Rezeptoren für die meisten ____________ und ____________ befinden sich in der Zellmembran. Durch die Bindung des Hormons als ____________ aktiviert der Zellmembranrezeptor das Enzym ____________, welches sich im Zellinneren befindet. Dieses Enzym bewirkt einen Anstieg des intrazellulären ____________, das als ____________ die spezifische Wirkung des Hormons vermittelt.

Adenylatzyklase, Aminosäureabkömmlinge, c-AMP, first messenger, Peptidhormone, second messenger

11.2 Hormonrezeptoren

Die Rezeptoren für die meisten Aminosäureabkömmlinge und Peptidhormone befinden sich in der Zellmembran. Durch die Bindung des Hormons als first messenger aktiviert der Zellmembranrezeptor das Enzym Adenylatzyklase, welches sich im Zellinneren befindet. Dieses Enzym bewirkt einen Anstieg des intrazellulären c-AMP, das als second messenger die spezifische Wirkung des Hormons vermittelt.

Begriffserklärungen:

Second messenger (zweite bzw. intrazelluläre Botenstoffe): Stoffe, die ein hormonelles Signal (extrazelluläres Signal) in Stoffwechseländerungen der Zielzelle umsetzen.

C-AMP (zyklisches Adenosinmonophosphat): bekanntester second messenger, der unter Abspaltung von Phosphatresten aus ATP entsteht. c-AMP aktiviert Enzymsysteme (z. B. Proteinkinasen) und steigert die Permeabilität der Zellmembran.

11.3 Hierarchie der Hormonregulation

Sekretion und Konzentration der Hormone unterliegen einem **Steuerungssystem,** das bei den meisten Hormondrüsen einen mehrstufigen Aufbau zeigt.

Ergänzen Sie die folgende Textpassage mit den unten stehenden Begriffen.

Der ____________ als oberster Regler gibt die sog. ____________ ab, die in der nachgeordneten ____________ die Ausschüttung des ____________ veranlassen. Dieses Hormon wirkt dann auf eine ____________ ein und stimuliert diese zur Bildung eines ____________.

effektorischen Hormons, glandotropen Hormons, Hypophyse, Hypothalamus, periphere Hormondrüse, Releasing-Hormone

11.3 Hierarchie der Hormonregulation

!

Der Hypothalamus als oberster Regler, gibt die sog. Releasing-Hormone ab, die in der nachgeordneten Hypophyse die Ausschüttung des glandotropen Hormons veranlassen. Dieses Hormon wirkt dann auf eine periphere Hormondrüse ein und stimuliert diese zur Bildung eines effektorischen Hormons.

Begriffserkärungen:

Glandotrop und effektorisch ☞ K 130

Ergänzung:

Abbau der Hormone: das zentrale Organ dafür ist die Leber. Der Großanteil der Hormone wird dort verändert und unwirksam gemacht (Biotransformation). Die Abbauprodukte werden dann über Leber und Nieren ausgeschieden.

Hormonregulation und Feed-back-Mechanismus: durch das effektorische Hormon wird über einen Rückkopplungsmechanismus das Releasing-Hormon gehemmt, dies wirkt einer überhöhten Bildung und Ausschüttung der Hormone entgegen.

11.4 Hormone des Hypothalamus und Hypophysenhinterlappen

Der **Hypothalamus** produziert und sezerniert die Releasing-Faktoren **(Releasing- und Inhibiting-Hormone)**. Releasing-Hormone stimulieren die Sekretion von Hypophysenvorderlappenhormonen, während Inhibiting-Hormone ihre Sekretion hemmen.

Nennen Sie vier Hypothalamushormone und zwei Hormone des Hypophysenhinterlappens.

11.4 Hormone des Hypothalamus und Hypophysenhinterlappen

Hormone des Hypothalamus:

- **Corticotropin-Releasing-Hormon (CRH):** stimuliert die Ausschüttung von ACTH (Adrenocorticotropes Hormon)
- **Gonadotropin-Releasing-Hormon (Gn-RH):** stimuliert FSH (Follikel-stimulierendes Hormon) und LH (luteinisierendes Hormon)
- **Growth-Hormone-Releasing-Hormon (GH-RH):** stimuliert die Ausschüttung von Wachstumshormonen
- **Growth-Hormon-Inhibiting-Hormon (GH-ICH, Somatostatin):** hemmt die Ausschüttung von Wachstumshormonen
- **Prolaktin-Releasing-Hormon (PRL-RH):** stimuliert die Prolaktinausschüttung
- **Prolaktin-Inhibiting-Hormon (PRL-IH):** hemmt die Prolaktinausschüttung
- **Thyreotropin-Releasing-Hormon (TRH):** stimuliert die Ausschüttung von TSH (Thyreoidea-stimulierendes Hormon)

Hormone des Hypophysenhinterlappens (Neurohypophyse):

- **Adiuretin (ADH, Vasopressin):** ist an der Regulation des osmotischen Druckes und des Flüssigkeitsvolumens beteiligt
- **Oxytocin:** führt zum Zusammenziehen des Uterus (Wehentätigkeit) und zur Kontraktion der Milchausführungsgänge in der Brustdrüse.

11.5 Hormone des Hypophysenvorderlappens

Der **Hypophysenvorderlappen (Adenohypophyse)** bildet unter dem Einfluss der Hypothalamushormone eine große Anzahl verschiedener Peptidhormone **(glandotrope** und **effektorische Hormone).** Effektorische Hormone wirken direkt auf die Zielzellen ein, glandotrope Hormone stimulieren eine Hormondrüse zur Hormonabgabe.

Nennen Sie mindestens zwei effektorische und drei glandotrope Hormone der Adenohypophyse.

11.5 Hormone des Hypophysenvorderlappens

Effektorische Hormone:

- **Melanozyten-stimulierendes Hormon (MSH, Melanotropin):** beeinflusst über die pigmentbildenden Melanozyten die Hautpigmentierung
- **Prolaktin:** regt die Brustdrüse zur Milchbildung an
- **Somatotropes Hormon (STH, Somatotropin, Wachstumshormon):** kontrolliert das Körperwachstum, indem es Zellwachstum und -vermehrung fördert

Glandotrope Hormone:

- **Adrenocorticotropes Hormon (ACTH):** stimuliert die Glukokortikoidausschüttung in der Nebenniere
- **Follikel-stimulierendes Hormon (FSH):** stimuliert die Heranreifung des Follikels im Ovar und die Östrogenbildung
- **Luteinisierendes Hormon (LH):** fördert die Eireifung, Eisprung und Gelbkörperbildung bei der Frau
- **Thyreoidea-stimulierendes Hormon (TSH):** stimuliert das Wachstum der Schilddrüse sowie die Bildung und Sekretion der Schilddrüsenhormone

11.6 Epiphyse

Die **Epiphyse (Zirbeldrüse, Glandula pineale)** ist eine erbsengroße und etwa 1 cm lange Drüse, die oberhalb des Mittelhirns liegt. Sie wird durch eine kleine Ausstülpung des Zwischenhirns gebildet.

Ergänzen Sie die folgende Textpassage mit den unten stehenden Begriffen.

Die Epiphyse spielt eine wichtige Rolle bei der Koordination hormonaler Vorgänge im ______________. Bekannt ist, dass die Epiphyse das ______________ produziert, dessen Sekretion durch ______________ gefördert und durch ______________ gehemmt wird. Diese Drüse gilt als Bestandteil des ______________ und wird daher auch als die ______________ des Menschen bezeichnet.

Biologische Uhr, Dunkelheit, Hormon Melatonin, Hypothalamus, Licht, photoneuroendokrinen Systems

11.6 Epiphyse

Die Epiphyse spielt eine wichtige Rolle bei der Koordination hormonaler Vorgänge im Hypothalamus. Bekannt ist, dass die Epiphyse das Hormon Melatonin produziert, dessen Sekretion durch Dunkelheit gefördert und durch Licht gehemmt wird. Diese Drüse gilt als Bestandteil des photoneuroendokrinen Systems und wird daher auch als die biologische Uhr des Menschen bezeichnet.

Begriffserklärungen:

Photoneuroendokrin: auch zirkadian, d. h. Regulation des Tag-Nacht- und jahreszeitlichen Rhythmus

11.7 Hormone der Schilddrüse

Die **Schilddrüse (Glandula thyroidea)** ist ein ungefähr 25-30 g schweres, hufeisenförmiges Organ. Sie liegt vor der Luftröhre, etwa in Höhe des 1. – 4. Luftröhrenknorpels und besteht aus zwei Lappen sowie einem verbindenden Mittelteil **(Isthmus).**

Füllen Sie bitte rechte Spalte der Tabelle aus.

Hormon	Funktion
Kalzitonin	
Trijodthyronin/Thyroxin	

Tab. 11.1: Schilddrüsenhormone.

Hormon	Funktion
Kalzitonin	hemmt die Kalziumaufnahme aus den Knochen und senkt den Blutkalziumspiegel
Trijodthyronin/Thyroxin	Steigerung des Grundumsatzes und der Herzfrequenz

Tab. 11.1: Schilddrüsenhormone.

Ergänzung:

Hormonsynthese der Schilddrüse: die Hormone der Glandula thyroidea entstehen aus der Aminosäure Tyrosin und drei oder vier Jodatomen. In der Schilddrüse wird die Speicherform Thyreoglobulin (tyrosinreiches Protein) gebildet und gespeichert. Bei Bedarf werden aus dem Thyreoglobulin T_3/T_4 abgespalten und ins Blut sezerniert.

11 Hormonsystem

11.8 Nebenschilddrüsen

Die vier **Nebenschilddrüsen (Epithelkörperchen, Glandulae parathyroideae)** liegen auf der Rückseite der Schilddrüse. Sie sind vier linsengroße Einzelorgane, die von der Organkapsel der Schilddrüse umhüllt werden und das Parathormon produzieren.

Nennen Sie mindestens drei Wirkungen des Parathormons.

11.8 Nebenschilddrüsen

1 erhöht die Kalziumfreisetzung aus den Knochen
2 steigert die Kalziumaufnahme aus dem Darm
3 steigert die Phosphatausscheidung der Nieren
4 vermindert die Kalziumausscheidung über die Nieren

Ergänzung:

Ausschüttung des Parathormons: wird durch niedrige **Serumkalziumspiegel** gefördert und durch hohe Spiegel gehemmt.

Nebenschilddrüsenüberfunktion (Hyperparathyreoidismus): ist durch einen hormonproduzierenden Tumor der Nebenschilddrüsen bedingt und führt zu einer vermehrten Kalziumfreisetzung aus den Knochen.

Nebenschilddrüsenunterfunktion (Hypoparathyreoidismus): Ursache ist häufig eine unbeabsichtigte Entfernung der Nebenschilddrüsen bei einer Schilddrüsenoperation. Folge des fehlenden Parathormons ist ein niedriger Serumkalziumspiegel.

11.9 Hormone der Nebennieren

Die **Nebennieren (Glandulae suprarenales)** sind paarige Organe mit einem Gewicht von 5 g, die dem oberen Nierenpol kappenartig aufsitzen. Sie bestehen aus zwei funktionell verschiedenen, endokrinen Anteilen, der Nebennierenrinde und dem Nebennierenmark.

Füllen Sie bitte die linke Spalte der Tabelle aus.

Schichten	Hormon
	Mineralkortikoide (z. B. Aldosteron)
	Glukokortokoide (z. B. Kortison)
	Androgene und Östrogene

Tab. 11.2: Nebennierenrinde.

11.9 Hormone der Nebennieren

Schichten	Hormon
Zona glomerulosa	Mineralkortikoide (z. B. Aldosteron)
Zona fasciculata	Glukokortokoide (z. B. Kortisol)
Zona reticularis	Androgene und Östrogene (Sexualhormone)

Tab. 11.2: Nebennierenrinde.

Ergänzung:

Nebennierenmark: Bildung von Stresshormonen (Adrenalin und Noradrenalin)

Funktion der Hormone:

- **Aldosteron:** Steuerung des Salzhaushaltes (z. B. Natriumrückresorption in der Niere)
- **Kortisol:** breites Wirkspektrum, Kohlenhydrat- und Fettstoffwechselregulation, wichtiges Stresshormon und Immunmodulation, Steuerung des Zuckerstoffwechsels
- **Androgene/Östrogene:** Geschlechtsfunktion und Ausbildung der männlichen bzw. weiblichen Geschlechtsmerkmale
- **Noradrenalin/Adrenalin:** Steigerung der Herzfrequenz und des Blutdrucks, Beschleunigung der Atemfrequenz, Anspannung der Skelettmuskulatur.

11.10 Hormone der Bauchspeicheldrüse

Der endokrine Anteil der **Bauchspeicheldrüse (Pankreas)** besteht aus etwa zwei Millionen **Langerhans-Inseln (Pankreasinseln),** die aus verstreut liegenden Zellverbänden aufgebaut sind.

Nennen und erläutern Sie drei Arten von Drüsenzellen der Langerhans-Inseln.

11.10 Hormone der Bauchspeicheldrüse

1 **A-Zellen (15–20 % der Inselzellen):** bilden das Hormon Glukagon, den Gegenspieler von Insulin, es fördert Glykogenabbau sowie Glukoseneubildung *(Glukoneogenese).*

2 **B-Zellen (60–80 % der Inselzellen):** stellen die Hauptmasse der Inselzellen dar und bilden das Hormon Insulin. Insulin fördert den Fettaufbau und senkt den Blutzuckerspiegel. Ferner fördert es die Glykogensynthese in der Leber. Ein Mangel an Insulin führt zum Diabetes mellitus.

3 **D-Zellen (5–15 % der Inselzellen):** bilden das Hormon Somatostatin, welches die Freisetzung von Insulin, Glukagon und Gastrin hemmt. Ferner blockiert Somatostatin die Ausschüttung des Wachstumshormons aus der Hypophyse.

Ergänzung:

Der **exokrine Anteil** der Bauchspeicheldrüse produziert einige Verdauungsenzyme (Lipasen, Proteasen, Amylasen).

Begriffserklärungen:

Enzyme: sind Eiweißmoleküle, die Stoffwechselabläufe ermöglichen oder beschleunigen.

11.11 Hormone des Verdauungstrakts

Eine Vielzahl von Hormonen ist am Verdauungsprozess beteiligt, welche die physiologischen Schritte des **Verdauungstrakts** regulieren.

Füllen Sie bitte die rechte Spalte der Tabelle aus.

Hormon	Wirkung
Cholezystokinin-Pankreozymin	
Gastrin	
Ghrelin	
Neurotensin	
Sekretin	
Vasoaktives intestinales Peptid	

Tab. 11.3: Hormone des Verdauungstrakts.

11.11 Hormone des Verdauungstrakts

Hormon	Wirkung
Cholezystokinin-Pankreozymin	steigert die Bauchspeicheldrüsensekretion
Gastrin	steigert die Salzsäurebildung im Magen
Ghrelin	regelt Hunger- und Sättigungsgefühl
Neurotensin	hemmt Magenentleerung und Darmperistaltik
Sekretin	fördert Gallenfluss und Bauchspeichelabgabe
Vasoaktives intestinales Peptid	hemmt die Magensaftsekretion und -peristaltik

Tab. 11.3: Hormone des Verdauungstrakts.

Ergänzung:

Hormone des Fettgewebes: bekanntes Hormon des Fettgewebes ist das Leptin. Im ZNS hemmt es Hunger und Appetitgefühl und steigert den Energieverbrauch. In der Peripherie erhöht Leptin den Blutdruck.

12 Verdauungssystem

12.1 Feinbau des Verdauungstraktes

Der **Verdauungstrakt (Gastro-intestinaltrakt, Magen-Darm-Trakt)** ist ein durchgehendes Rohr, das mit dem Mund beginnt und mit dem After **(Anus)** endet.

Benennen Sie anhand der Abbildung die einzelnen Wandschichten des Verdauungstraktes.

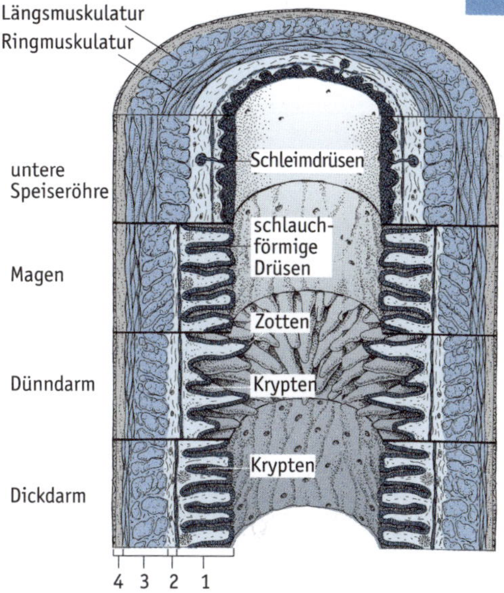

Abb. 12.1: Aufbau der Wandschichten in verschiedenen Abschnitten des Verdauungstraktes.

1 **Mukosa (Tunica mucosa):** eine Schleimhaut, bildet die innere Wandschicht, besteht aus einem einschichtigen hochprismatischen Epithel

2 **Submukosa (Tela submucosa):** schmale Bindegewebsschicht zwischen Schleimhaut und Muskelschicht, mit Lymph- und Blutgefäßen, Nervenfaserbündel und Gruppen von Nervenzellen (Meissner Plexus, *Plexus submucosus* = vegetatives Nervengeflecht)

3 **Muskularis (Tunica muscularis):** Muskelschicht, besteht in Mund, Rachen und oberem Teil der Speiseröhre aus quergestreiften Muskelfasern, die ringförmig und längs angeordnet sind, zwischen Ring- und Längsmuskelschicht liegt der vegetative Auerbach Plexus *(Plexus myentericus)*

4 Die **Serosa (Tunica serosa):** dünne Schicht, bildet die äußerste Schicht des Magen-Darm-Traktes und sondert eine wässrige Flüssigkeit ab (leichteres Übereinandergleiten mit anderen intraperotoneal gelegenen Bauchorganen).

Ergänzung:

Peritoneum (Bauchfell): bedeckt als glatte seröse Haut die Bauchwand und einen Großteil der Bauchorgane, besteht aus einem inneren Blatt (*Peritoneum visceral,* überzieht die inneren Organe) und einem äußeren Blatt (*Peritoneum parietale,* kleidet die Bauchwand von innen aus).

12.2 Gefäßversorgung des Bauchraums

Die Verdauungsorgane des Bauchraums werden aus drei Arterienstämmen der **Bauchaorta (Aorta abdominalis)** versorgt.

Benennen Sie anhand der Abbildung drei wichtige Arterienstämme der Bauchaorta.

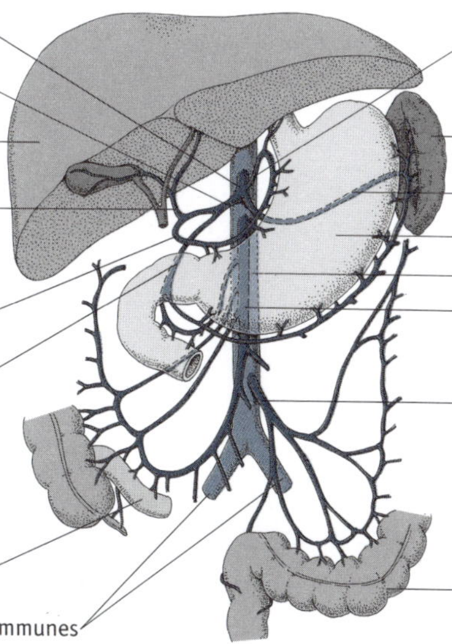

Abb. 12.2: Die arterielle Versorgung der Bauchorgane.

12.2 Gefäßversorgung des Bauchraums

Die arterielle Versorgung erfolgt über drei unpaare Gefäßstämme:

1. **Truncus coeliacus:** erster Abgang der Bauchaorta unter dem Zwerchfell, der sich in drei Gefäße aufteilt: *Arteria gastrica sinistra, A. hepatica communis* und *A. lienalis*
2. **Obere Eingeweideschlagader (Arteria mesenterica superior):** geht unmittelbar unterhalb des *Truncus coeliacus* aus der Aorta ab und dient der Versorgung von Zwölffingerdarm bis zur linken Kolonflexur *(Flexura coli sinistra)*
3. **Untere Eingeweideschlagader (Arteria mesenterica inferior):** entspringt einige Zentimeter unterhalb der *Arteria mesenterica superior.* Sie versorgt die untere Hälfte des Dickdarm und den größten Teil des Mastdarms *(Rectum).*

Ergänzung:

- **A. gastrica dextra:** Versorgung von Magen (kleine Kurvatur rechts) und Zwölffingerdarm
- **A. gastrica sinistra:** Versorgung des Magens (kleine Kurvatur links)
- **A. gastroduodenalis:** Versorgung von Bauchspeicheldrüse, Magen (große Kurvatur ☞ K 144) und Zwölffingerdarm
- **A. hepatica communis:** Versorgung von Leber, Magen, Zwölffingerdarm und Bauchspeicheldrüse
- **A. hepatica propria:** Versorgung der Leber, der extrahepatischen Gallenwege und der kleinen Kurvatur (☞ K 144) des Magens
- **A. lienalis:** Versorgung der Milz

12 Verdauungssystem

12.3 Mundhöhle

Die **Mundhöhle (Cavitas oris)** ist der Anfangsteil des Verdauungstraktes und dient der Aufnahme und Zerkleinerung der Nahrung.

Ergänzen Sie die folgende Abbildung mit den korrekten Beschriftungen.

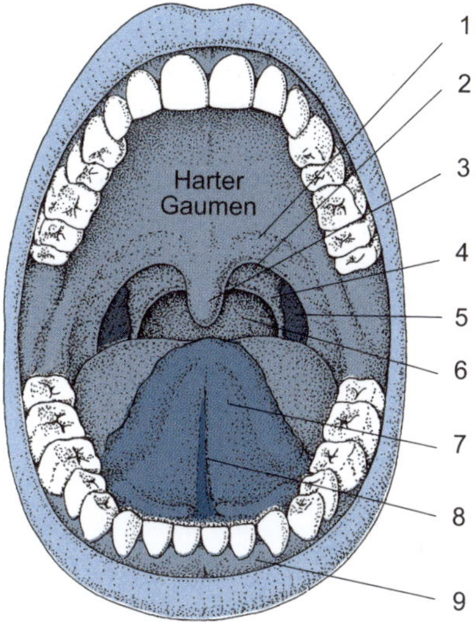

Abb. 12.3: Blick in die Mundhöhle

1 **Weicher Gaumen (Palatinum molle):** beginnt in der Höhe des letzten Molars (Mahlzahn) und bildet das bewegliche Gaumensegel *(Velum palatinum)*

2 **Vorderer Gaumenbogen (Arcus palatoglossus):** verläuft vom weichen Gaumen zur Zungenwurzel

3 **Zäpfchen (Uvula):** bildet den Hinterrand des Gaumensegels und liegt bei geschlossenem Mund dem Zungengrund auf

4 **Hinterer Gaumenbogen (Arcus palatopharyngeus):** zieht vom weichen Gaumen zur Rachenwand

5 **Gaumenmandel (Tonsilla palatina):** von einer zarten bindegewebigen Kapsel umgeben und enthält B- und T-Lymphozyten

6 **Rachen (Pharynx):** Schleimhaut-Muskel-Schlauch, dessen Ende an der Schädelbasis befestigt ist

7 **Zunge (Lingua):** mit Schleimhaut überzogener Muskelkörper, hilft bei Kau- und Saugbewegungen, Beteiligung an der Lautbildung

8 **Zungenbändchen (Frenulum linguae):** mediane Schleimhautfalte auf der Unterfläche der Zunge

9 **Mundhöhlenvorhof (Vestibulum oris):** Raum zwischen Lippen/Wangen und Zähnen (Zahnbögen)

12.4 Zähne

Die **Zähne (Dentes)** dienen der mechanischen Zerkleinerung von Nahrung. Ihre Form ist unterschiedlich und ihrer Funktion angepasst. Alle Zähne zusammen bilden das Gebiss. Das Gebiss eines Erwachsenen besteht aus 32 bleibenden Zähnen

Nennen und erläutern Sie drei wesentliche Teilstücke eines Zahnes.

12.4 Zähne

1 **Zahnkrone (Corona dentis):** sichtbarer Teil des Zahnes, der aus dem Zahnfleisch herausragt und vom Zahnschmelz überzogen wird
2 **Zahnhals (Collum dentis):** der Übergang vom Schmelz der Krone zum Zement der Zahnwurzel, wird vom Zahnfleisch umschlossen
3 **Zahnwurzel (Radix dentis):** von außen nicht sichtbarer Teil des Zahnes, der im Alveolarfortsatz des Kiefers verankert ist

Ergänzung:

Der Zahn ist aus drei unterschiedlichen Hartsubstanzen aufgebaut:

Zahnbein (Dentinum): Hauptmasse des Zahnes, vom Aufbau dem Knochengewebe sehr ähnlich

Zahnschmelz (Enamelum): überzieht die Zahnkrone und ist der festeste sowie widerstandsfähigste Stoff des Körpers

Zahnzement (Cementum): überzieht den Zahn an seiner Wurzel mit einer dünnen Schicht und ähnelt vom Aufbau dem Knochengewebe

12.5 Speicheldrüsen

Die großen **Speicheldrüsen (Glandulae salivariae)** sind paarige, exokrine Drüsen, die sich außerhalb des Mundraums befinden. Sie geben ihr Sekret **(Speichel)** über Ausführungsgänge in den Mundraum ab. Die kleinen Speicheldrüsen befinden sich überall in der Mundschleimhaut, z. B. die Lippendrüsen **(Glandulae labiales).**

Nennen und erläutern Sie drei große Speicheldrüsen.

12.5 Speicheldrüsen

1 **Ohrspeicheldrüse (Glandula parotis):** größte Speicheldrüse, liegt etwas vor und unterhalb des Ohres zwischen der Haut und dem Kaumuskel. Ihr Ausführungsgang *(Ductus parotideus)* mündet in die Wangenschleimhaut, gegenüber dem zweiten oberen Mahlzahn im Mundhöhlenvorhof

2 **Unterkieferspeicheldrüse (Glandula submandibularis):** liegt unterhalb der Mundbodenmuskulatur an der Innenseite des Unterkiefers und mündet mit ihrem Ausführungsgang *(Ductus submandibularis)* unter der Zunge an einer kleinen Erhebung *(Caruncula sublingualis)* nahe dem Zungenbändchen *(Frenulum linguae)*

3 **Unterzungendrüse (Glandula sublingualis):** liegt direkt auf der Mundbodenmuskulatur und mündet mit ihrem Hauptausführungsgang *(Ductus sublingualis major)* auf der *Caruncula sublingualis.*

Ergänzung:

Funktion: Befeuchtung der Schleimhäute und Gleitfähigkeit der Nahrung, Amylase kann bereits Zucker spalten.

Begriffserklärungen:

Mundbodenmuskulatur: unterschiedliche Muskeln, die sich zwischen den Unterkieferästen befinden. Der wichtigste Muskel ist der *M. mylohyoideus,* der an der Unterseite der Zunge eine Muskelplatte, das *Diaphragma oris,* bildet.

12.6 Schluckreflex

Der **Schluckakt** ist ein komplizierter Vorgang, der sich in eine **willkürliche** Phase und eine **unbewusst** ablaufende Phase (reflektorisch, unwillkürlich) gliedert. Die Steuerung des Schluckaktes geht vom Schluckzentrum in der Medulla oblongata aus.

Ergänzen Sie die folgende Textpassage mit den unten stehenden Begriffen.

Der Schluckreflex wird durch die Berührung des ____________ ausgelöst. Das ____________ hebt sich und die ____________ zieht sich zusammen. Dadurch wird der ____________ abgedichtet. Als nächstes kontrahiert die ____________ und zieht den Kehlkopf nach oben. Anschließend nähert sich der ____________ dem Kehlkopfeingang und verschließt diesen, sodass keine Nahrung in die Luftröhre gelangen kann.

Gaumensegel, hinteren Rachens, Kehldeckel, Mundbodenmuskulatur, Nasen-Rachen-Raum, Rachenmuskulatur

12.6 Schluckreflex

Der Schluckreflex wird durch die Berührung des hinteren Rachens ausgelöst. Das Gaumensegel hebt sich und die Rachenmuskulatur zieht sich zusammen. Dadurch wird der Nasen-Rachen-Raum abgedichtet. Als nächstes kontrahiert die Mundbodenmuskulatur und zieht den Kehlkopf nach oben. Anschließend nähert sich der Kehldeckel dem Kehlkopfeingang und verschließt diesen, sodass keine Nahrung in die Luftröhre gelangen kann.

Begriffserklärungen:

Gaumensegel: der hintere, bewegliche Abschnitt des Gaumens *(Velum palatinum),* der nach hinten ins Zäpfchen *(Uvula)* ausläuft.
Kehldeckel: ein elastischer Knorpel, der auf dem Oberrand des Schildknorpels sitzt.

Ergänzung:

Schluckakt: erfolgt in drei Phasen: orale, pharyngeale und ösophageale Phase.

12 Verdauungssystem

12.7 Speiseröhre

Die **Speiseröhre (Ösophagus)** ist ein etwa 25 cm langer und dehnbarer Muskelschlauch, der den Rachen mit dem Magen verbindet. Sie transportiert die Speisen durch Muskelkontraktionen **(Peristaltik)** vom Mund in den Magen.

Benennen und erläutern Sie anhand der Abbildung die physiologischen Engstellen der Speiseröhre.

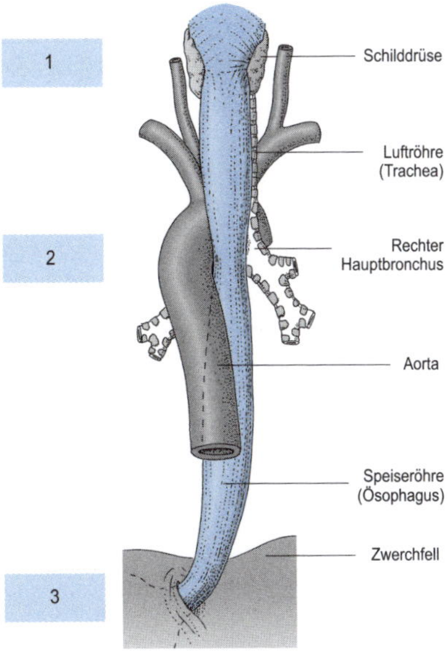

Abb. 12.4: Verlauf der Speiseröhre und ihre natürlichen Engstellen.

12.7 Speiseröhre

1 **Ringknorpelenge** (obere Enge): liegt am Übergang des Rachens in die Speiseröhre und ist die engste Stelle
2 **Aortenenge** (mittlere Enge): liegt in Höhe der Trachealbifurkation und wird durch die Nachbarschaft mit dem Aortenbogen *(Arcus aortae)* verursacht
3 **Zwerchfellenge** (untere Enge): liegt an der Durchtrittsstelle der Speiseröhre durch das Zwerchfell *(Hiatus oesophageus)*

Ergänzung:

Ösophagitis *(Speiseröhrenentzündung):* ist bedingt durch Zurücklaufen von Magensäure in die Speiseröhre und zeigt sich oft durch Sodbrennen und saures Aufstoßen. Auf Dauer begünstigt sie die Entstehung eines bösartigen Speiseröhrenkarzinoms.

12.8 Magen

Der **Magen (Gaster, Ventriculus)** ist ein 25 cm langer und mit Schleimhaut ausgekleideter Muskelschlauch (Hohlorgan), in dem die bereits in der Mundhöhle begonnene Verdauung der Nahrung fortgesetzt wird.

Benennen Sie anhand der Abbildung die einzelnen Abschnitte des Magens.

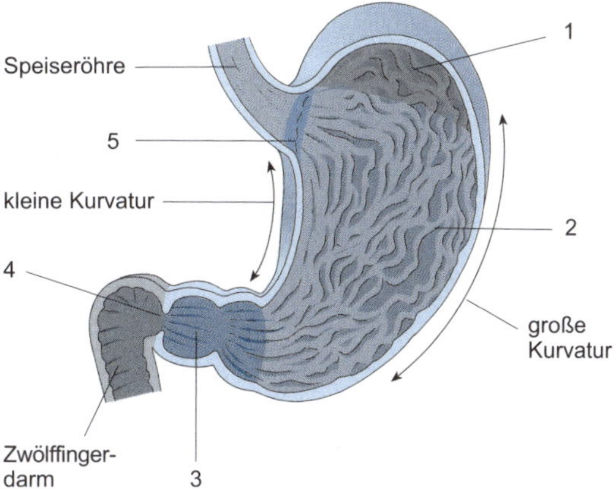

Abb. 12.5: Längsschnitt durch den Magen.

12.8 Magen

!

1 **Magengrund (Fundus):** liegt als kuppelförmige Wölbung links neben dem Mageneingang und enthält die beim Essen mitgeschluckte Luft
2 **Magenkörper (Corpus gastricum):** schließt sich als größter Teil des Magens an den Fundus an und geht in den Vorraum des Pförtners *(Antrum pyloricum)* über
3 **Magenausgang (Antrum pyloricum):** eine Erweiterung des Magenkörpers kurz vor dem Pförtner
4 **Magenpförtner (Pylorus):** kräftige Ringmuskelschicht am Übergang des Magens zum Zwölffingerdarm
5 **Mageneingang (Cardia, Ostium cardiacum):** Übergang von der Speiseröhre zum Magen.

Ergänzung:

Magenkörper: in der Ansicht von vorn wird der obere Rand des Magenkörpers von einem kleinen Bogen *(Curvatura gastrica minor)* und der untere Rand von einem großen Bogen *(Curvatura gastrica major)* begrenzt.

12.9 Magensaft

Der **Magensaft** wird von allen Drüsen des Fundus- und Korpusbereichs gebildet. Pro Tag werden ca. 2 Liter Magensaft gebildet und sezerniert. Seine Bestandteile sind **Intrinsic-Faktor** (wichtig für die Vitamin B_{12}-Aufnahme im Dünndarm), **Magenschleim** (muzinhaltiger Schleim), **Pepsinogene** und **Pepsin** (Enzyme für die Spaltung der Eiweiße in Polypeptide) und **Salzsäure** (wirkt als Desinfektionsmittel und spaltet Eiweißmoleküle).

Nennen Sie zwei Mechanismen, die für die Regulation der Magensaftsekretion verantwortlich sind.

12.9 Magensaft

1 **Hormonelle Reize:** durch Dehnung des Magens, vor allem im Antrum und im Schleimhautabschnitt des Pförtners, wird das Hormon Gastrin von den G-Zellen sezerniert, das die Magensaftsekretion stimuliert. Ferner steigert Gastrin die Magenbeweglichkeit und regt die Haupt- und Belegzellen von Fundus und Korpus zur Bildung von Salzsäure und Verdauungsenzymen an.

2 **Psychisch-nervale Reize:** durch den Anblick von Speisen oder durch Geruchsreize kann reflektorisch die Magensaftsekretion ausgelöst werden.

Ergänzung:

Belegzellen: überwiegend im mittleren Abschnitt der Drüsenschläuche, verantwortlich für die Herstellung von Salzsäure und Intrinsic-Faktor (ein Protein, das Resorption von Vitamin B_{12} im Dünndarm ermöglicht)

Hauptzellen: in der Tiefe der Drüsenschläuche und spezialisiert auf die Bildung der eiweißspaltenden Enzyme (z. B. Pepsinogen, Vorstufe von Pepsin) sowie fettspaltenden Enzyme (z. B. Lipase)

Nebenzellen: im Drüsenhals, bilden einen muzinhaltigen (Glykoprotein) Magenschleim, der die innere Oberfläche des Magens vor der Salzsäure schützt.

12.10 Dünndarm

Der **Dünndarm (Intestinum tenue)** folgt auf den Magen und ist je nach Kontraktionszustand seiner Muskulatur 3–5 m lang. Hauptaufgabe des Dünndarms ist die Resorption von kleinmolekularen Nahrungsbestandteilen **(Chymus).**

Nennen sie die einzelnen Abschnitte des Dünndarms.

12.10 Dünndarm

1 **Zwölffingerdarm (Duodenum):** hufeisenförmiger, 25 cm langer Darmabschnitt, der den Kopf der Bauchspeicheldrüse *(Caput pancreatis)* umschließt. Am Ende geht das Duodenum mit scharfem Knick *(Flexura duodenojejunalis)* in das Jejunum über, wo der meist gemeinsame Gang von Gallenblase und Bauchspeicheldrüse endet.

2 **Leerdarm (Jejunum):** beginnt bei der Flexura duodenojejunalis und liegt im Gegensatz zum Duodenum intraperitoneal. Es ist wesentlich länger als das Duodenum und geht seinerseits ohne scharfe Begrenzung in das Ileum über.

3 **Krummdarm (Ileum):** die unteren 3/5 des Dünndarms. Es mündet über die Verschlussklappe *(Valva ileocaecalis* ☞ K147*)* in der *Fossa iliaca dextra* (rechts unten im Bauchraum) ins *Colon* (Dickdarm).

Ergänzung:

Dünndarmschleimhaut: starke Oberflächenvergrößerung (200m²) durch spezifischen Aufbau (hohe, ringförmig verlaufende Schleimhautfalten = Kerckring-Falten). Darauf befinden sich fadenförmige Ausstülpungen *(Zotten)* sowie etwas kürzere Einstülpungen *(Krypten).*

Schleimhaut-assoziiertes lymphatisches Gewebe: als Besonderheit v. a. im Krummdarm zahlreiche Lymphfollikel *(Peyer-Plaques),* machen Krankheitserreger unschädlich

12.11 Dickdarm

Der **Dickdarm (Colon, Intestinum crassum)** beginnt mit der Einmündung des Ileums und stellt den letzten Anteil des Verdauungsapparates dar. Er ist insgesamt 1,5 m lang und dient hauptsächlich der Rückresorption von Wasser und Salzen.

Ergänzen Sie die folgende Abbildung mit den korrekten Beschriftungen.

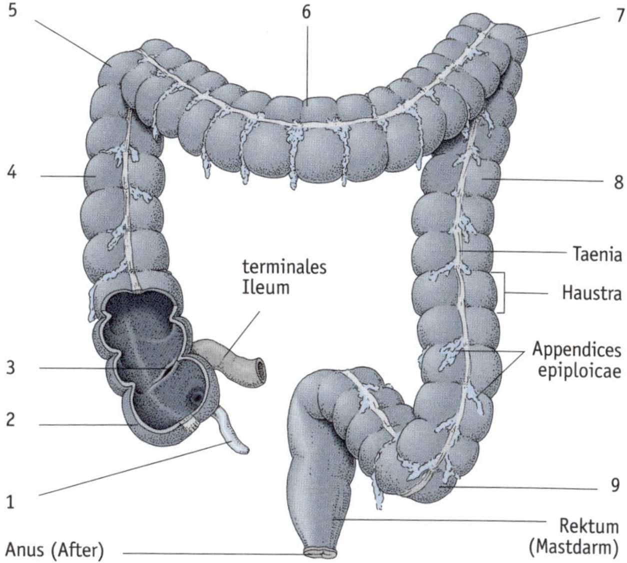

Abb. 12.6: Dickdarm und Rektum in Vorderansicht.

1 **Wurmfortsatz (Appendix vermiformis):** etwa 8 cm langer und 1 cm dicker Abschnitt des Dickdarms, der aus dem Blinddarm hervorgeht

2 **Blinddarm (Caecum):** liegt im rechten Unterbauch unter der Einmündungsstelle des Dünndarms, ca. 7 cm lang

3 **Ileozäkalklappe (Valva ileocaecalis):** die Einmündung des Ileums in den Dickdarm ist quergestellt und wird durch zwei Schleimhautfalten gebildet

4 **Aufsteigender Grimmdarm (Colon ascendens):** an der rechten Bauchwand aufsteigender Teil des Dickdarms

5 **Rechte Kolonflexur (Flexura coli dextra):** der Dickdarm schlägt unterhalb der Leber in der rechten Kolonflexur (Leberbiegung) nach links um

6 **Querverlaufender Grimmdarm (Colon transversum):** quer durch den oberen Bauchraum ziehender Teil des Dickdarms

7 **Linke Kolonflexur (Flexura coli sinistra):** liegt höher als die rechte und überlagert die linke Niere, Versorgungsgrenze zwischen oberer und unterer Mesenterialarterie

8 **Absteigender Grimmdarm (Colon descendens):** an der linken Bauchwand absteigender Teil des Dickdarms

9 **S-förmiger Grimmdarm (Colon sigmoideum):** liegt in der linken Darmbeinschaufel und tritt in das kleine Becken ein

12.12 Mastdarm

Der 15–20 cm lange **Mastdarm (Rectum)** ist als letzter Darmabschnitt nicht mehr von Peritoneum überzogen. Er liegt im kleinen Becken und beginnt vor dem dritten Kreuzbeinwirbel. Der Mastdarm endet mit einer Öffnung, dem **Anus** (After) nach außen.

Nennen Sie mindestens zwei wichtige Schließmuskeln, die den Stuhl im Darm zurückhalten bzw. eine willkürliche Entleerung ermöglichen.

12.12 Mastdarm

1 **Äußerer Schließmuskel (M. sphincter ani externus):** quergestreifte Muskelfasern, umgeben das Rectum von beiden Seiten und können willkürlich kontrahiert werden.

2 **Innerer Schließmuskel (M. sphincter ani internus):** glatte Muskelzüge, die die Ringmuskelschicht des Darmes fortsetzen und nicht willkürlich kontrahiert werden können

3 **Medialer Teil der Beckenbodenmuskulatur (M. puborectalis):** zieht schlingenförmig um das Rectum herum und ist der wichtigste Analschließmuskel (Erhaltung der Kontinenz).

4 **Musculus levator ani:** besteht aus verschiedenen Anteilen *(M. pubococcygeus, puborectalis, iliococcygeus, pubovaginalis* bzw. *levator prostatae).* Anheben beim Stuhlgang, Tonus hält den Stuhl zurück. Stabilisierung der Beckenorgane.

Ergänzung:

Ampulle (Ampulla recti): oberer Teil des Mastdarms über der Kohlrausch-Falte (innere Schleimhautfalte, die sich von rechts in das Mastdarmlumen hineinwölbt). Sie ist der Sammelbehälter, in dem der Stuhl vor der Ausscheidung gespeichert wird.

Peritoneum ☞ K 137

12.13 Lage und Aufbau der Leber

Die **Leber (Hepar)** ist die größte exokrine Drüse und Stoffwechselorgan des Menschen. Sie wiegt ca. 1,5–2 kg und liegt im rechten und mittleren Oberbauch unter dem Zwerchfell.

Ergänzen Sie die folgende Textpassage mit den unten stehenden Begriffen.

Die Leber liegt im rechten Oberbauch in einer ______________, weitgehend von ______________ bedeckt und nur hinten oben mit dem Zwerchfell verwachsen. Sie besteht aus ______________ , die sich in weitere ______________ aufgliedern. An der Leberoberfläche kann man die obere, ______________ von der unteren, leicht ______________ unterscheiden, wo sich die ______________ zum Ein- und Austritt von Gefäßen befindet.

konkaven Eingeweideseite, konvexe Zwerchfellseite, Leberpforte, Peritoneum, Segmente, straffen Bindegewebskapsel, zwei Lappen

12.13 Lage und Aufbau der Leber

Die Leber liegt im rechten Oberbauch in einer straffen Bindegewebskapsel, weitgehend von Peritoneum bedeckt und nur hinten oben mit dem Zwerchfell verwachsen. Sie besteht aus zwei Lappen, die sich in weitere Segmente aufgliedern. An der Leberoberfläche kann man die obere, konvexe Zwerchfellseite von der unteren, leicht konkaven Eingeweideseite unterscheiden, wo sich die Leberpforte zum Ein- und Austritt von Gefäßen befindet.

Ergänzung:

Sichelband (Ligamentum falciforme): an der Unterseite des Zwerchfells befestigte, bindegewebige Platte, die als Anhalt für die Grenze zwischen rechtem und linkem Leberlappen dient

Rundes Leberband (Ligamentum teres hepatis): freier Rand des Sichelbandes, der durch die verödete Nabelvene gebildet wird und zum Bauchnabel zieht

12.14 Funktion der Leber

Die Leber nimmt über die **Pfortader** den überwiegenden Teil der aus dem Verdauungstrakt resorbierten Stoffe auf und verarbeitet diese weiter. Pro Minute wird die Leber von etwa 1–2 Litern Blut durchflossen.

Nennen Sie mindestens vier Aufgaben der Leber.

12.14 Funktion der Leber

150

1 **Galleproduktion:** von Leberzellen *(Hepatozyten)* gebildet, gelangt aus Gallenkanälchen in Gallengänge, sie münden in den Lebergang *(Ductus hepaticus communis)*
2 **Entgiftung:** entgiftet endogene und exogene Substanzen (z.B. Alkohol, Medikamente, etc.), die inaktiviert und anschließend ausgeschieden werden
3 **Stoffwechselfunktion:** Bildung von Albumin, Globulinen und Blutgerinnungsfaktoren (Aminosäure- und Eiweißstoffwechsel), weiterhin Speicherung von Glukose als Glykogen (Leber-Glykogen ca. 150 g; Muskel-Glykogen ca. 250 g)
4 **First-pass-Effekt:** erster Filter für Stoffe, die im Magen-Darm-Trakt resorbiert werden und vor Erreichen des großen Kreislaufs die Leber passieren müssen
5 **Harnstoffbildung:** die Leber ist der einzige Ort des Körpers für die Harnstoffbildung
6 **Bilirubinkonjugation:** Bilirubin (Gallenfarbstoff) ist ein Abbauprodukt des Hämoglobins der Erythrozyten in Milz und Leber, wo Bilirubin wasserlöslich gemacht wird.

Ergänzung:

Fettstoffwechsel: Neubildung von Fettsäuren aus Kohlenhydraten und Cholesterinbiosynthese. Überschüssige Fette können in der Leber in einer Reserveform, den Neutralfetten **(Triglyzeriden),** gespeichert werden.

Pfortader (Vena portae): führt der Leber das venöse Blut aus den Eingeweiden zu.

12.15 Leberläppchen

Die kleinste und architektonische Baueinheit der Leber ist das 1–2 mm große **Leberläppchen (Lobuli hepatici),** in dem die Stoffwechselfunktionen der Leber ablaufen.

Ergänzen Sie die folgende Textpassage mit den unten stehenden Begriffen.

Die Leber ist aus einer riesigen Zahl von Leberläppchen aufgebaut. In der Mitte des Leberläppchens befinden sich die ____________, die sich zur ____________ vereinigen und für den venösen Abfluss der Leber zur ____________ sorgen. Zwischen den benachbarten Leberläppchen verdichtet sich das Bindegewebe und bildet das ____________. Hier liegen die Venae interlobulares und die kleinen Arteriae interlobulares sowie die Ductuli interlobulares, die zusammen als ____________ bezeichnet werden.

Glisson-Trias, periportale Feld, Vena cava inferior, Vena hepatica, Zentralvenen

12.15 Leberläppchen

Die Leber ist aus einer riesigen Zahl von Leberläppchen aufgebaut. In der Mitte des Leberläppchens befinden sich die Zentralvenen, die sich zur Vena hepatica vereinigen und für den venösen Abfluss der Leber zur Vena cava inferior sorgen. Zwischen den benachbarten Leberläppchen verdichtet sich das Bindegewebe und bildet das periportale Feld. Hier liegen die Venae interlobulares und die kleinen Arteriae interlobulares sowie die Ductuli interlobulares, die als Glisson-Trias bezeichnet werden.

Begriffserklärungen:

Arteriae interlobulares: Äste der A. hepatica

Ductuli interlobulares: entstehen aus der Vereinigung der Gallenkanälchen (*Canaliculi biliferi)*

Venae interlobulares: Äste der Pfortader *(Vena portae)*

Vena cava inferior (große untere Körpervene): sammelt Blut aus der gesamten unteren Körperhälfte und mündet in den rechten Vorhof des Herzens

12.16 Zusammensetzung und Funktion der Galle

In der Leber werden ca. 0,5–0,7 Liter **Galle** (gelbbraune Flüssigkeit) pro Tag gebildet, die über die Gallenwege in den Zwölffingerdarm abgegeben wird. Sie besteht aus:

1 **Wasser und Elektrolyten**
2 **Gallenfarbstoffen** (z. B. Bilirubin, ein Abbauprodukt des Häms)
3 **Gallensäuren** (Produkte des Cholesterinstoffwechsels)
4 **Cholesterin und Fettsäuren**

Erläutern Sie die Funktion der Galle bei der Fettverdauung.

12.16 Zusammensetzung und Funktion der Galle

Für die Fettverdauung und -resorption sind die Gallensäuren (z.B. Chenodesoxycholsäure und Cholsäure) und die komplexen Lipide (z.B. Lecithin und Phospholipide) von großer Bedeutung. Die Gallensäuren werden in der Leber aus Cholesterin gebildet. Sie setzen die Oberflächenspannung zwischen Fetten und Wasser herab und ermöglichen damit eine Verteilung der Fette im Dünndarm. Dort bilden die Gallensäuren mit den Lipiden wasserlösliche Mizellen (Mikrofett-Tröpfchen), die von der Schleimhaut resorbiert werden.

Ergänzung:

Enterohepatischer Kreislauf: Kreislauf der Gallensäuren zwischen Leber und Darm; etwa 90% der Gallensäuren werden im letzten Dünndarmabschnitt rückresorbiert und mit dem Pfortaderblut wieder zur Leber transportiert und erneut in die Galle abgegeben.

Gelbsucht (Ikterus): Überschuss von Bilirubin im Blut. Augenbindehäute färben sich gelb, beim ausgeprägten Ikterus ist die gesamte Haut sichtbar gelb. Ursachen können Leberzellzerstörung oder ein verstärkter Zerfall der Erythrozyten (Hämolyse) sein.

12.17 Gallenblase

Die **Gallenblase** (**Vesica fellea** oder **biliaris**) ist birnenförmig und 12 cm lang. Sie liegt an der Eingeweideseite der Leberunterseite und ist dort mit deren bindegewebiger Kapsel verwachsen.

Ergänzen Sie die folgende Textpassage mit den unten stehenden Begriffen.

Die Gallenblase ist ein dünnwandiges Organ mit einem ____________. In der Gallenblase wird die Galle gespeichert und durch ____________ eingedickt. Bei Bedarf wird die Galle in den ____________ und ____________ ins Duodenum abgegeben, wobei der ____________ an der Mündungsstelle ____________ erschlafft.

Ductus choledochus, Ductus cysticus, Fassungsvolumen von etwa 50 ml, Musculus sphincter oddi, reflektorisch, Wasserentzug

12.17 Gallenblase

Die Gallenblase ist ein dünnwandiges Organ mit einem Fassungsvolumen von etwa 50 ml. In der Gallenblase wird die Galle gespeichert und durch Wasserentzug eingedickt. Bei Bedarf wird die Galle in den Ductus cysticus und Ductus choledochus ins Duodenum abgegeben, wobei der Musculus sphincter oddi an der Mündungsstelle reflektorisch erschlafft.

Begriffserklärungen:

Ductus cysticus (Gallenblasengang): ein extrahepatischer Gallengang, der die Gallenblase mit dem Lebergang *(Ductus hepaticus communis)* verbindet

Ductus choledochus (eigentlicher Gallengang): die Vereinigung des Gallenblasengangs mit dem Lebergang, mündet gemeinsam mit dem Pankreasgang *(Ductus pancreaticus)* in die Papilla duodeni major des Zwölffingerdarms

M. sphincter oddi: ein Schließmuskel (glatte Muskulatur) an der Papilla duodeni major (*Papilla Vateri,* warzenartige Erhebung der Zwölffingerdarmschleimhaut), der dafür sorgt, dass die Galle, wenn sie nicht zur Verdauung benötigt wird, über den Gallengang und Gallenblasengang in die Gallenblase zurückgestaut wird

12.18 Bauchspeicheldrüse (exokrine Anteile)

Die **Bauchspeicheldrüse (Pankreas)** ist 15–20 cm lang und wiegt etwa 70–120 g. Sie liegt im mittleren Oberbauch retroperitoneal in Höhe des 2. Lendenwirbels.

Nennen Sie mindestens drei Enzyme des Bauchspeichels (Pankreassaft).

12.18 Bauchspeicheldrüse (exokrine Anteile)

1 **Alpha-Amylase:** spaltet pflanzliche Stärke (Amylose) sowie Gylkogen bis zum Zweifachzucker Maltose und trägt so zur Kohlenhydratverdauung bei
2 **Carboxypeptidase (Peptidase = Peptide spaltendes Enzym):** spaltet einzelne Aminosäuren vom Ende der Proteine ab, die dann resorptionsfähig sind
3 **Lipase:** spaltet Fettsäuren von den Neutralfetten *(Triglyzeriden)* ab und trägt so zur Fettverdauung bei
4 **Proteolytische Enzyme:** Eiweiß spaltende Enzyme (z. B. Trypsin und Chemotrypsin), die als inaktive Vorstufen (Trypsinogen und Chemotrypsinogen) abgesondert werden. Erst im Dünndarm werden die inaktiven Vorstufen in die aktiven Enzyme Trypsin und Chemotrypsin überführt.

Begriffserklärungen:

Fettsäuren: lange Kohlenwasserstoffketten mit meist 16 oder 18 C-Atomen (C = Kohlenstoff)

Glykogen und Stärke: die wichtigsten in der Nahrung vertretenen Polysaccharide (bestehen aus mehreren Zuckereinheiten bzw. Einfachzuckern, die miteinander verknüpft sind)

Neutralfette (Triglyzeride): jedes Triglyzerid ist aus einem Molekül Glyzerin und drei Fettsäuremolekülen (drei gleiche oder drei verschiedene Fettsäuren) zusammengesetzt

13.1 Lage und Gestalt der Nieren

Die **Nieren (Renes, Nephri)** liegen retroperitoneal beidseits der Wirbelsäule in der Lendengegend. Sie sind 10–12 cm lang und 150–200 g schwer. Wegen der Leber liegt die rechte Niere etwas tiefer als die linke.

Nennen Sie mindestens fünf Aufgaben der Nieren.

Homöostase

Blutversorgung d. Niere:
- → A. renalis (Eintritt in Nierenhilus)
- → Segmentarterien
- → Bogenarterien
- → Zwischenläppchenarterien
- → Vas afferens (verzweigt sich i.d. Glomerulus)
- → Vas efferens (verzweigt sich in 2. Kapillarnetz → ven. System)
- → Vena renalis

13.1 Lage und Gestalt der Nieren

1 **Ausscheidung** harnpflichtiger Substanzen (z. B. Harnstoff, Harnsäure und Kreatinin)
2 **Ausscheidung** von Fremdsubstanzen und Umweltgiften (z. B. Arzneistoffe)
3 **Bildung** der Hormone **Renin** (beeinflusst Elektrolythaushalt und Blutdruck) und **Erythropoetin** (stimuliert die Erythrozytenneubildung)
4 **Konstanthaltung** des Wassergehaltes und des osmotischen Druckes
5 **Regulation** der Elektrolytenkonzentrationen (z. B. Natrium- und Kaliumsalze)
6 **Regulation** des Säure-Basen-Gleichgewichtes (vor allem des pH-Wertes)
7 **Umwandlung** einer Vitamin-D-Vorstufe in das wirksame Vitamin-D-Hormon

Begriffserklärungen:

retroperitoneal: in einem hinter der Bauchhöhle gelegenen Bindegewebsraum

Ergänzung:

Jede Niere ist von einem **dreilagigen Hüllsystem** umgeben (von innen nach außen):

- bindegewebige Nierenkapsel *(Capsula fibrosa)*
- Fettkapsel *(Capsula adiposa)*
- Bindegewebesack *(Fascia renalis)*

13.2 Innerer Aufbau der Nieren

In Längs- und Querschnitten wird eine Gliederung der Niere in Rinde **(Cortex renalis)** und Mark **(Medulla renalis)** sichtbar.

Ergänzen Sie die folgende Abbildung mit den korrekten Beschriftungen.

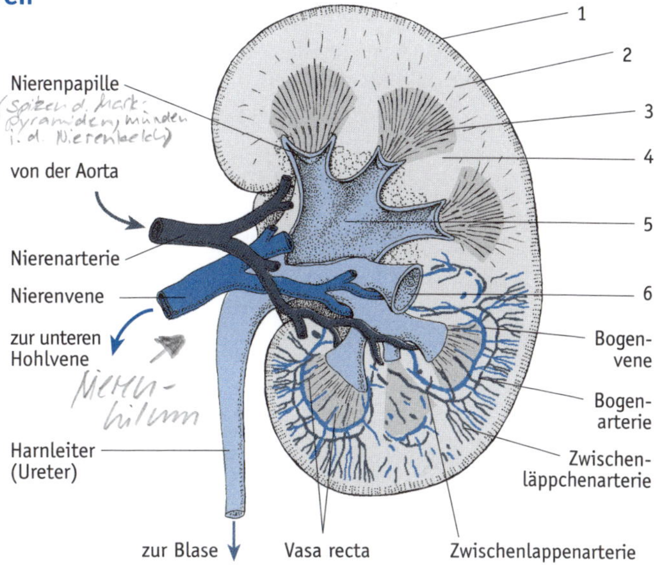

Abb. 13.1: Längsschnitt durch die Niere.

13.2 Innerer Aufbau der Nieren

1. **Nierenkapsel (Capsula renalis):** die Niere liegt eingebettet in eine derbe Kapsel aus Kollagenfasern, die wiederum von einer Fettkapsel überzogen wird
2. **Nierenrinde (Cortex renalis):** liegt direkt unter der Nierenkapsel und enthält vor allem die Nierenkörperchen
3. **Nierenmark mit Nierenpyramide (Medulla renalis):** besteht aus 10–12 kegelförmigen Nierenpyramiden (Markpyramiden), die zum Nierenbecken zeigen
4. **Nierensäule (Columna renalis):** auf Längsschnitten durch die Niere erscheint die seitlich der Nierenpyramiden gelegene Rindensubstanz säulenförmig (Bertini-Säulen), die hinunter bis zum Nierenbecken reichen
5. **Nierenbecken (Pelvis renalis):** entsteht aus dem Zusammenfluss von 10–12 trichterförmigen Nierenkelchen, welche die Nierenpapillen einzeln umfassen
6. **Nierenkelch (Calix renalis):** darin wird der fertige Urin gesammelt und in das Nierenbecken weitergegeben

Ergänzung:

Nierensinus (Sinus renalis): Einbuchtung im Bereich der Nierenpforte, die allseits vom Nierenparenchym (spezifisches Nierengewebe für Harnbildung) umgeben wird

13.3 Nierenkörperchen = Glomerulum + Bowman-Kapsel

(liegen i. d. Nierenrinde)

Die Niere besitzt außer den Blutgefäßen ein kompliziertes System von Nephronen und Sammelrohren. Nephrone bilden die funktionelle Baueinheit der Niere, in der die Harnbildung erfolgt.

Ergänzen Sie die folgende Textpassage mit den unten stehenden Begriffen.

Jedes Nephron besteht aus dem ____________ und dem ____________. Im ____________, das aus einer ____________ und einem darin befindlichen ____________ aus ca. 30 Kapillarschlingen aufgebaut ist, wird durch ____________ aus dem Blut der ____________ gebildet.

Bowman-Kapsel, Filtration, Gefäßknäuel, Glomerulum, Nierenkörperchen, Primärharn, Tubulusapparat

Konzentration des Primärharns durch Resorption, Anreicherung mit Stoffwechselendprodukten (Sekretion) → Sekundärharn

Bildung Primärharn
→ Filtermembran:
- innere Blatt d. Bowman-Kapsel
- Kapillarendothel
- Basalmembran

13.3 Nierenkörperchen

Jedes Nephron besteht aus dem Nierenkörperchen und dem Tubulusapparat. Im Glomerulum, das aus einer Bowman-Kapsel und einem darin befindlichen Gefäßknäuel aus ca. 30 Kapillarschlingen aufgebaut ist, wird durch Filtration aus dem Blut der Primärharn gebildet.

Begriffserklärungen:

Bowman-Kapsel (Capsula glomerularis): besteht aus einem inneren Blatt, das dem Gefäßknäuel aufliegt, und einem äußeren Blatt, das das Nierenkörperchen umhüllt

Primärharn: eiweißfreies Ultrafiltrat des Blutplasmas, das am Harnpol des Nierenkörperchens in das Tubulussystem abgegeben wird

Ergänzung:

Glomeruläre Filtrationsrate (GFR): Flüssigkeitsvolumen, das von allen Nierenglomeruli pro Zeiteinheit filtriert wird, beträgt 180 Liter/Tag.

Nierendurchblutung: durch die Nieren fließen ca. 1,2 Liter Blut/min, diese Größe ist der renale Blutfluss (RBF)

13.4 Bau des Tubulusapparates

Im **Tubulusapparat** wird durch Reabsorptions- und Sekretionsvorgänge der Sekundärharn (Endharn) gebildet.

z.B. körperfremde Substanzen, körpereigene Abbauprodukte

Ergänzen Sie die folgende Textpassage mit den unten stehenden Begriffen.

Der Tubulusapparat beginnt mit dem __________, der in seinem Anfangsteil stark gewunden verläuft. An das gewundene Teil schließt sich ein gerade verlaufendes Hauptstück an, welches sich in den __________ fortsetzt, der die ab- und aufsteigenden Schenkel der __________ umfasst. An den aufsteigenden Schleifenschenkel des __________ schließt sich der __________ an, der durch Einmündung in ein __________ endet.

Henle-Schleife, proximalen Tubulus, Sammelrohr, Tubulus distalis, Tubulus intermedius, Überleitungsstückes

- Rückresorption im proximalen Tubulus aktiv (Glukose-Carrier, Na-Ka-Pumpe) u. passiv (Diffusion, Osmose, Filtration)
  ↳ Wasser, Cl^-, Na^+, K^+, Ca^{2+}, Glukose, Aminosäuren, etc.
- Rückresorption v. Wasser im distalen Tubulus u. Sammelrohren durch Hormone

13.4 Bau des Tubulusapparates

Der Tubulusapparat beginnt mit dem proximalen Tubulus, der in seinem Anfangsteil stark gewunden verläuft. An das gewundene Teil schließt sich ein gerade verlaufendes Hauptstück an, welches sich in den Tubulus intermedius fortsetzt, der die ab- und aufsteigenden Schenkel der Henle-Schleife umfasst. An den aufsteigenden Schleifenschenkel des Überleitungsstückes schließt sich der Tubulus distalis an, der durch Einmündung in ein Sammelrohr endet.

von Kapillarschlingen umgeben → intensiver Flüssigkeitsaustausch

Begriffserklärungen:

proximaler Tubulus: ist mit **kubischen Epithel** ausgekleidet, verengt sich zu dem dünnen intermediären Tubulus (Überleitungsstück) mit **platten Epithelzellen**

Henle-Schleife (Überleitungsstück): ein Bogen zwischen dem proximalen Tubulus (gestrecktes Hauptstück), und dem aufsteigenden Schenkel des distalen Tubulus

distaler Tubulus: ist der Abschnitt nach der Henle-Schleife, zieht zurück in die Nähe des Nierenkörperchens

13.5 Juxtaglomerulärer Apparat (JGA)

Eintritts- u. Austrittspunkt v. Blutgefäßen i. d. Nierenkörperchens

Am Gefäßpol des Nierenkörperchens **(Corpusculum renale, Glomerulum)** befindet sich eine Gruppe von spezialisierten Zellen, die im Dienst der Regulation von Wasserhaushalt und Blutdruck stehen.

Nennen Sie drei Strukturen, die zusammen den juxtaglomerulären Apparat bilden.

Produktion v. Renin im Juxtaglomerulären Apparat stimuliert durch:

- Stimulation d. sympathischen Nervenfasern
- Blutdruckabfall, niedriger RR
- niedrige Na^+-Konzentration im Blut

13.5 Juxtaglomerulärer Apparat (JGA)

1 **Epitheloide, juxtaglomeruläre Zellen:** umgewandelte, Renin produzierende glatte Muskelzellen, die in der Wand des *Vas afferens* (zuführende Arteriole, *Arteriola afferens*) liegen und mit deren Endothel in Berührung kommen.

2 **Macula densa:** spezialisierte Epithelzellen des distalen Tubulus, die sich in unmittelbarer Nähe des Vas afferens befinden. Die Macula densa spielt eine Rolle bei der Autoregulation der Nierendurchblutung und der Blutdruckregulation.

3 **Mesangiumzellen:** liegen als Bindegewebszellen (modifizierte glatte Muskelzellen) zwischen den Zellen des distalen Tubulus und dem Vas afferens. Sie stehen mit Endothelzellen des Vas afferens in Verbindung und haben die Fähigkeit zur Phagozytose.

Stabilisieren Kapillarschlingen

13.6 Renin-Angiotensin-Aldosteron-System

Das **Renin-Angiotensin-Aldosteron-System (RAAS)** ist ein komplexes System zur Konstanthaltung von Blutdruck, Nierendurchblutung und Elektrolythaushalt (z.B. Natriumhaushalt).

Erläutern Sie im distalen Tubulus das Renin-Angiotensin-Aldosteron-System im Falle einer Minderdurchblutung der Niere bzw. einer niedrigen Natriumchloridkonzentration.

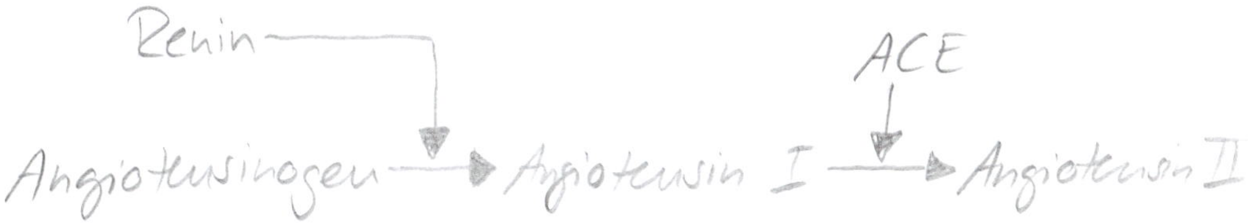

13.6 Renin-Angiotensin-Aldosteron-System

Bei einer Minderdurchblutung der Niere oder einer niedrigen Natriumchloridkonzentration im distalen Tubulus wird vermehrt **Renin** ins Blut sezerniert. Aus diesem entsteht nach einer Abspaltung von zwei weiteren Aminosäuren das **Angiotensin II,** das bei der glatten Muskulatur der Arterien eine Kontraktion auslöst. Ferner fördert es die Natriumrückresorption im proximalen Tubulus und stimuliert die Freisetzung von **Aldosteron** und **Adiuretin,** die über eine gesteigerte Resorption von Natrium und Wasser in der Niere das Blutvolumen und damit den Blutdruck erhöhen.

Begriffserklärungen:

Renin: ist eine **Protease** (Eiweiß spaltendes Enzym), die aus **Angiotensinogen** (Protein) das **Angiotensin I** abspaltet.

Angiotensin I: **Deka**peptid = Peptid aus **10** Aminosäuren

Angiotensin II: **Okta**peptid = ein Peptid aus **8** Aminosäuren

- ADH (Adiuretin) = Bildung im Hypothalamus, Speicherung im Hypophysenhinterlappen → ↑ Wasserrückresorption, ↑ Durst
- Aldosteron: NNR → ↑ Wasserrückresorption, ↑ Na-Rückresorption, Ka-Ausscheidung ↑
- Katecholamine (z.B. Noradrenalin) = NNMark → HF ↑ + ↑ Schlagkraft

13.7 Ableitende Harnwege

Zu den **ableitenden Harnwegen** gehören alle Strukturen, die nicht an der Harnbildung beteiligt sind: Nierenkelche, Nierenbecken, Harnleiter, Harnblase und Harnröhre.

Sammelrohre → Papillengänge → Nierenpapillen

Ergänzen Sie die folgende Textpassage mit den unten stehenden Begriffen.

Die beiden ____________ verbinden die Niere mit der ____________. Diese sind 30 cm lange ____________, die trichterförmig am ____________ entspringen und hinter dem ____________ abwärts zur ____________ ziehen.

Bauchfell, Harnblase, Harnblasenhinterwand, Harnleiter, Muskelschläuche, Nierenbecken

13.7 Ableitende Harnwege

Die beiden Harnleiter verbinden die Niere mit der Harnblase. Diese sind 30 cm lange Muskelschläuche, die trichterförmig am Nierenbecken entspringen und hinter dem Bauchfell abwärts zur Harnblasenhinterwand ziehen.

Begriffserklärungen:

Harnleiter (Ureter): die beiden Harnleiter sind etwa 2,5 –4 mm dicke und 30 cm lange Schläuche, die *retroperitoneal* (hinter dem Bauchfell) in das kleine Becken ziehen und dort in die Harnblase einmünden. An den drei physiologischen Harnleiterengen bleiben Nierensteine bevorzugt hängen und können dann zu Nierenkoliken führen.

1. am Abgang aus dem Nierenbecken
2. an der Kreuzung des Ureter mit A. u. V. iliaca communis
3. Durchtrittsstelle durch Harnblasenwand

Harnröhrenengen beim Mann:
- Prostata
- Schwellkörperverlauf

13.8 Harnblase

Die **Harnblase (Vesica urinaria)** ist ein muskuläres Hohlorgan mit ca. 500–800 ml Fassungsvermögen. Sie liegt retroperitoneal im kleinen Becken direkt hinter der Symphyse.

Ergänzen Sie die Abbildung mit den korrekten Beschriftungen.

↳ Harndrang ab ca 350ml (Großhirn)
(Dehnungsrezeptoren i.d Blasenwand registrieren Füllungszustand
→ Impulse zum Sakralmark u. Miktionszentrum (Brücke))

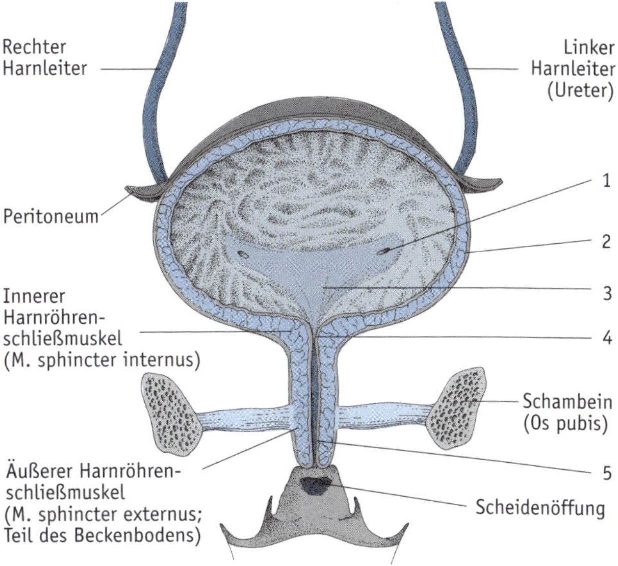

Abb. 13.2: Harnblase der Frau im Frontalschnitt.

13.8 Harnblase

1 **Einmündungsstelle des Harnleiters (Ostium ureteris):** äußere Muskelzüge des Harnleiters umgeben schlingenförmig die Harnleitermündung. Bei Kontraktion zieht diese Muskelschlinge die Harnleitermündung nach unten und verschließt sie (Ventil)

2 **Glatte Muskulatur der Blasenwand (M. detrusor vesicae):** die Muskelschichten der glatten Blasenwand bilden ein stark durchflochtenes Gewebe

3 **Blasendreieck (Trigonum vesicae):** Abschnitt in der Hinterwand des Blasengrundes, dessen Schleimhaut fest mit der Muskelschicht verwachsen ist (markiert durch Harnleitermündung u. Urethra)

4 **Austrittsstelle der Harnröhre (Ostium urethrae internum cervix vesicae):** am Beginn der Harnröhre bilden Venengeflechte *(Plexus venosus)* unter der Schleimhaut einen Wulst, der dem Verschluss dient

5 **Harnröhre (Urethra):** leitet den in der Blase gesammelten Harn nach außen ab. Die Harnröhre ist bei Männern ca. 25 cm und bei Frauen ca. 4 cm lang (Cave: Harnwegsinfekt!)
↳ verläuft bei Männern durch die Prostata u. Beckenboden

Ergänzung:

Verschluss: erfolgt über Muskelschichten des *M. detrusor vesicae*, die funktionell abdichten

Entleerung: diese Muskelschichten entspannen sich und die Muskulatur der Blase zieht sich unwillkürlich zusammen. Das Einhalten des Urins kann willkürlich über den *M. sphinkter urethrae* gesteuert werden *(N. pudendus)*. Der Parasympathicus bewirkt eine Entleerung (Sakralmark S 2–4) und der Sympathicus reguliert die Füllung. M. sphincter urethrae
- internus
- externus

13.9 Miktion

Das maximale Fassungsvermögen der Harnblase beträgt etwa 800 ml, der Harndrang tritt aber bereits bei einer Blasenfüllung von 350 ml auf.

Ergänzen Sie die folgende Textpassage mit den unten stehenden Begriffen.

Der Füllungsgrad der Harnblase wird durch ____________ in der Wand der Harnblase registriert und über ____________ in den ____________ gemeldet. Übersteigt die ____________ ein bestimmtes Maß, so nimmt die Zahl der von den Rezeptoren an das ____________ geleiteten ____________ zu, wodurch im ____________ ein Gefühl des ____________ ausgelöst wird.

afferente Nervenfasern, Dehnungsrezeptoren, Hirnstamm, Impulse, Großhirn, Harndranges, Muskeldehnung

Altersveränderung: Fassungsvermögen ↓
Miktionsfrequenz ↑
Blasensensibilität ↓ (spätere Wahrnehmung des Harndrangs)

13.9 Miktion (Eröffnungs-, Entleerungs-, Verschlussphase)

Der Füllungsgrad der Harnblase wird durch Dehnungsrezeptoren in der Wand der Harnblase registriert und über afferente Nervenfasern in den (sakrales Miktionszentrum +) Hirnstamm gemeldet. Übersteigt die Muskeldehnung ein bestimmtes Maß, so nimmt die Zahl der von den Rezeptoren an das Gehirn geleiteten Impulse zu, wodurch im Großhirn ein Gefühl des Harndranges ausgelöst wird. → M. detrusor vesicae kontrahiert + M. sphincter urethrae internus erschlafft (Parasympathicus) → willkürliche Erschlaffung des M. sphincter urethrae externus durch N. pudendus → Miktion → Sympathicus verschließt inneren Schließmuskel und lässt Blasenmuskel erschlaffen

Begriffserklärungen:

Dehnungsrezeptoren: netzförmig verzweigte Nervenendigungen in der Blasenwand

Ergänzung:

Arten von Harninkontinenz:

- Dranginkontinenz: auch Urge-Inkontinenz genannt, nicht unterdrückbarer Harndrang, Miktion vor Erreichen der Toilette.
- Stressinkontinenz: Harnabgang beim Husten, Niesen oder Pressen.
- Mischinkontinenz: Kombination aus Drang- und Stressinkontinenz.
- Überlaufinkontinenz: durch kontinuierliche Überfüllung der Blase, Spontanentleerung bei maximaler Füllung.
- Reflexinkontinenz: durch Fehlsteuerung des Reflexbogens. Extraurethrale Inkontinenzen.

13.10 Wasserhaushalt

Das Gesamtwasser des Erwachsenen beträgt etwa 70 % des Körpergewichtes und ist somit der Hauptbestandteil des Organismus. Im Alter sinkt der Wasseranteil auf ca. 50 % des Körpergewichts.

Ergänzen Sie die folgende Textpassage mit den unten stehenden Begriffen.

Etwa 63 % des Wassers befindet sich im ____________ und 37 % im ____________. Das ____________ wiederum verteilt sich in das ____________ und das Plasma. Die Wasserverteilung zwischen den einzelnen Räumen ist abhängig von den ____________ und dem ____________ von Plasma und Gewebe.

Elektrolytkonzentrationen, interstitielle Wasser, Intrazellularraum, extrazelluläre Wasser, Extrazellularraum, kolloidosmotischen Druck

Bestandteile Urin:

- 95 % Wasser
- Harnstoff
- Harnsäure
- Kreatinin
- Salze
- Phosphate
- Oxalsäure

13.10 Wasserhaushalt

Etwa 63 % des Wassers befindet sich im Intrazellularraum und 37 % im Extrazellularraum. Das extrazelluläre Wasser wiederum verteilt sich in das interstitielle Wasser und das Plasma. Die Wasserverteilung zwischen den einzelnen Räumen ist abhängig von den Elektrolytkonzentrationen und dem kolloidosmotischen Druck von Plasma und Gewebe.

Begriffserklärungen:

Extrazellularraum (EZR): zwischen den Zellen liegende Räume, die je nach Gewebeart unterschiedlich ausgeprägt sind, dienen als wichtige Transportwege für die Stoffwechselprodukte der Zellen

Interstitielles Wasser: Flüssigkeit, die sich zwischen den Zellen des lockeren (kollagenen) Bindegewebes befindet

Kolloidosmotischer Druck (KOD): osmotischen Druck, der innerhalb des Gefäßsystems von den Proteinmolekülen (z. B. Albumin) erzeugt wird

13.11 Elektrolythaushalt

Elektrolyte (Mineralstoffe) sind für die Aufrecherhaltung der Körperfunktionen lebensnotwendig. Sie sind elektrisch geladen **(Ionen)** und können im elektrischen Feld wandern.

Füllen Sie bitte die rechte Spalte der Tabelle aus.

Elektrolyt (Serumnormalwerte)	Bedeutung für den Organismus
Chlorid (97–108 mmol/Liter)	
Kalium (3,5–5,5 mmol/Liter)	
Kalzium (2,3–2,6 mmol/Liter)	
Magnesium (0,7–1,1 mmol/Liter)	
Natrium (135–150 mmol/Liter)	
Phosphat (0,84–1,45 mmol/Liter)	

Tab. 13.1: Aufgaben der wichtigsten Elektrolyte im Serum.

13.11 Elektrolythaushalt

Elektrolyt (Serumnormalwerte)	Bedeutung für den Organismus
Chlorid (97–108 mmol/Liter)	häufiges Anion im Extrazellularraum
Kalium (3,5–5,5 mmol/Liter)	häufiges Kation im Intrazellularraum
Kalzium (2,3–2,6 mmol/Liter)	am Aufbau von Knochen und Zähnen beteiligt
Magnesium (0,7–1,1 mmol/Liter)	Bedeutung bei der Muskelkontraktion beteiligt bei der Erregungsübertragung
Natrium (135–150 mmol/Liter)	wichtiges Kation für den osmotischen Druck
Phosphat (0,84–1,45 mmol/Liter)	Baustein von ATP und Knochenmineral

Tab. 13.1: Aufgaben der wichtigsten Elektrolyte im Serum.

Ergänzung:

Chlorid (Cl^-): entscheidendes Anion für den osmotischen Druck im Extrazellularraum

Kalium (K^+): hilft beim Insulintransport in die Zelle, wichtige Rolle bei der Entstehung des Aktionspotentials und Erregungsübertragung im Nervensystem

Kalzium (Ca^{2+}): Erregungsübertragung vom Nerv auf den Muskel, Muskelkontraktion

Magnesium (Mg^{2+}): wichtig für Enzymreaktionen (z. B. als Enzymaktivator)

Phosphat (PO_4^{3-}): hilft als Puffersystem, den pH-Wert des Blutes konstant zu halten

13.12 Säure-Basen-Haushalt

Im Blut liegt in der Regel ein pH-Wert von 7,40 vor **(leicht alkalisch),** der konstant gehalten werden muss. Ein Anstieg des pH-Wertes wird als **Alkalose** bezeichnet, ein Abfall des pH-Wertes als **Azidose.** Für die Konstanthaltung des pH sorgen Puffersysteme des Blutes, die Atmung und die Nieren.

Nennen und erläutern Sie vier Gruppen von Störungen des Säure-Basen-Haushaltes.

13.12 Säure-Basen-Haushalt

1 **Metabolische Alkalose:** z. B. bei andauerndem Erbrechen durch den Verlust von Wasserstoff- und Chloridionen der Magensäure

2 **Metabolische Azidose:** entsteht durch einen Stoffwechsel bedingten, vermehrten Anfall von Wasserstoffionen oder durch einen Verlust von Bicarbonat (HCO_3^-)

3 **Respiratorische Alkalose:** entsteht bei vermehrter Abatmung *(Hyperventilation)* von Kohlendioxid; kann durch Stress, Fieber, Schädelhirntrauma (SHT) und Leberversagen ausgelöst werden

4 **Respiratorische Azidose:** entsteht bei verminderter Abatmung *(Hypoventilation)* und führt zu einer Erhöhung des Kohlendioxid-Partialdrucks (Ansammlung von Kohlendioxid bzw. Bicarbonat und Wasserstoffionen im Körper)

Begriffserklärungen:

Alkalose: ein Ansteigen des pH-Werts im Blut ($pH > 7,44$)

Azidose: die Senkung des pH-Werts im Blut ($pH < 7,36$)

14 Genitalsystem

14.1 Hoden und Hodensack

Die eiförmigen **Hoden (Testes)** sind paarig angelegt und im **Hodensack (Scrotum)** elastisch aufgehängt. Im geschlechtsreifen Zustand sind sie ca. 5 cm lang.

Ergänzen Sie die Abbildung mit den korrekten Beschriftungen.

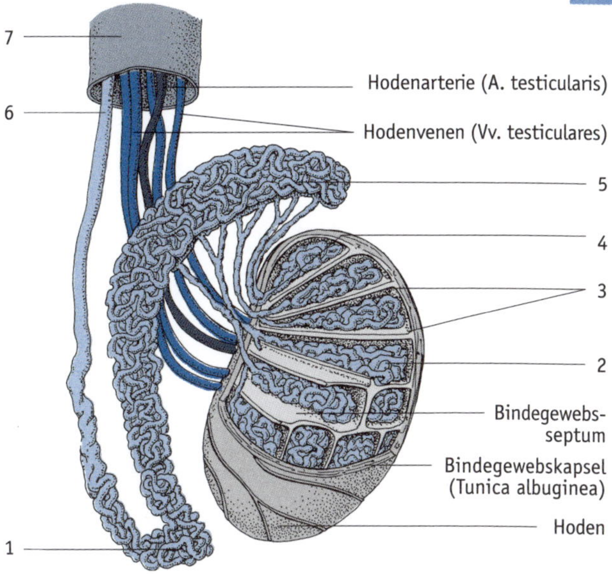

Abb. 14.1: Hoden, Nebenhoden und Anfangsteil des Samenleiters.

14.1 Hoden und Hodensack

1 **Nebenhodengang (Ductus epididymidis):** ca. 4–5 m lang, reicht vom Nebenhodenkopf bis zum Nebenhodenschwanz

2 **Hodenkanälchen (Tubuli seminiferi):** aufgeknäuelte Kanälchen, die im geschlechtsreifen Hoden ein Lumen enthalten

3 **Hodenläppchen (Lobuli testis):** enthält mehrere gewundene Hodenkanälchen (Samenkanälchen), die in das Hodennetz münden

4 **Hodennetz (Rete testis):** ein im *Mediastinum testis* (Bindegewebe) gelegenes Netzwerk von Ausführungsgängen

5 **Nebenhoden (Epididymis):** liegt dem Hoden schweifförmig auf, dient der Speicherung des Samens

6 **Samenleiter (Ductus deferens):** 30–40 cm lang, setzt den Nebenhodengang fort

7 **Samenstrang (Funiculus spermaticus):** bindegewebiger Gefäßstiel, der durch den Leistenkanal zum Hoden zieht

Ergänzung:

- **Bindegewebskapsel (Tunica albuginea):** kollagenfaserige Hülle, die das Hodengewebe umschließt
- **Hodenarterie (Arteria testicularis):** entspringt aus der Aorta und verläuft retroperitoneal über den Harnleiter
- **Hodenvenen (Venae testiculares):** bilden ein Venengeflecht *(Plexus pampiniformis)* um die *Arteria testicularis*

14.2 Samenflüssigkeit und Spermien

Die **Samenflüssigkeit (Sperma, Ejakulat)** des Mannes besteht aus Sekreten von Prostata, Nebenhoden, Samenbläschen und Cowper-Drüsen. Die 2–6 ml Sperma sind schwach alkalisch und enthalten normalerweise 250–300 Millionen Spermien.

Ergänzen Sie die Abbildung mit den korrekten Beschriftungen.

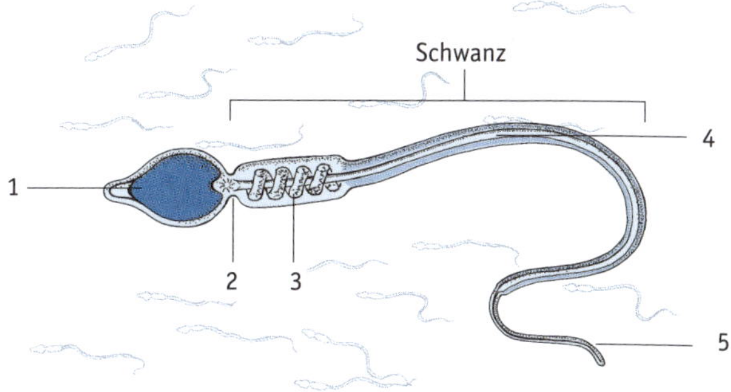

Abb. 14.2: Schema eines reifen Spermiums.

14.2 Samenflüssigkeit und Spermien

1 **Kopf (Caput):** enthält den haploiden Zellkern und die Kopfkappe *(Akrosom)*, die aus zwei Membranen aufgebaut ist und zahlreiche Enzyme zum Durchdringen der Eihülle enthält
2 **Hals (Collum conjugens):** Verbindungsstück zwischen Kopf und Mittelstück
3 **Mittelstück (Pars intermedia):** enthält zahlreiche Mitochondrien zur Energieversorgung für die Bewegung (Spermienbewegung)
4 **Hauptstück (Pars principalis):** längster Teil des Schwanzes, enthält ringförmig verlaufende Fibrillen, die miteinander in Kontakt stehen
5 **Endstück (Pars terminalis):** beginnt am Ende der Ringfaserscheide und enthält Mikrotubuli

Ergänzung:

Spermienbildung (Spermatogenese): Entwicklung von reifen, befruchtungsfähigen Spermien aus unreifen Vorstufen. Sie beginnt erst mit der Pubertät und findet in den Hodenkanälchen statt. Dieser Prozess dauert ca. 80 Tage. Durch das Skrotum kann die für die Spermienproduktion erforderliche Temperatur exakt reguliert werden.

Fibrillen, Mikrotubuli: ☞ K 4

14.3 Geschlechtsdrüsen

Neben den Samenbläschen **(Vesiculae seminales)** und den Cowper-Drüsen **(Glandulae bulbourethrales)** gehört die Vorsteherdrüse **(Prostata)** zu den **Geschlechtsdrüsen** des Mannes.

Ergänzen Sie die folgende Textpassage mit den unten stehenden Begriffen.

Die ____________ ähnelt in Größe und Gestalt einer ____________ und liegt zwischen ____________ und ____________. Sie besteht aus ____________, die ein trübes, schwach alkalisches Sekret bilden und von ____________ mit vielen ____________ umgeben sind.

Beckenbodenmuskulatur, Bindegewebe, 30–50 Einzeldrüsen, Harnblasengrund, Kastanie, glatten Muskelzellen, Prostata

14.3 Geschlechtsdrüsen

Die Prostata ähnelt in Größe und Gestalt einer Kastanie und liegt zwischen Harnblasengrund und Beckenbodenmuskulatur. Sie besteht aus 30–50 Einzeldrüsen, die ein trübes, schwach alkalisches Sekret bilden und von Bindegewebe mit vielen glatten Muskelzellen umgeben sind.

Begriffserklärungen:

Beckenbodenmuskulatur: der Beckenausgang wird durch eine Platte aus Muskeln und Bändern verschlossen, die zusammen den Beckenboden bilden. Die Muskeln des Beckenbodens halten dabei durch eine straffe Spannung (Muskeltonus) das Gewicht der Eingeweide.

Ergänzung:

Gutartige Prostatahyperplasie (Prostataadenom): gutartige Vergrößerung der Prostata, die bei ca. 60 % der älteren Männer vorkommt und zu einer Verengung der Harnröhre führen kann. Bei stärkerer Ausprägung kann die Harnblase unvollständig entleert werden.

14.4 Penis und Harnsamenröhre

Das männliche Glied **(Penis)** ist das **Begattungsorgan** und dient sowohl der Harnentleerung als auch dem Transport des Spermas beim Geschlechtsverkehr.

Ergänzen Sie die folgende Textpassage mit den unten stehenden Begriffen.

Am Penis unterscheidet man die an der Muskulatur des ____________ sowie an den beiden ____________ befestigte ____________ und den frei beweglichen ____________, der distal die ____________ trägt. Der Penis ist von einer dehnbaren Haut überzogen, die über der Eichel eine ____________, die ____________, bildet.

Beckenbodens, Eichel, Hautduplikatur, Penisschaft, Peniswurzel, Schambeinästen, Vorhaut

14.4 Penis und Harnsamenröhre

!

Am Penis unterscheidet man die an der Muskulatur des Beckenbodens sowie an den beiden Schambeinästen befestigte Peniswurzel und den frei beweglichen Penisschaft, der distal die Eichel trägt. Der Penis ist von einer dehnbaren Haut überzogen, die über der Eichel eine Hautduplikatur, die Vorhaut, bildet.

Ergänzung:

Schwellkörper: der Penisschaft enthält zwei Arten von Schwellkörpern, die jeweils von einer straffen Bindegewebskapsel umschlossen sind:

- Der **paarige Schwellkörper (Corpus cavernosum)** ermöglicht die Erektion, indem sich schwammartige Hohlräume durch vegetative (parasympathisch) gesteuerte Erweiterung der Arteriolen prall mit Blut füllen und der venöse Rückstrom durch die Penisvenen gedrosselt wird.
- Der **Harnröhrenschwellkörper (Corpus spongiosum penis)** verläuft in einer Rinne an der Unterseite des Penisschwellkörpers und endet distal mit der Eichel *(Glans penis)*. Er führt die Harnsamenröhre, die im Anfangsteil noch von Übergangsepithel ausgekleidet ist.

Die Erektion wird durch den Parasympathicus reguliert, die Ejakulation durch den Sympathicus.

14.5 Männliche Sexualhormone

Im lockeren Bindegewebe zwischen den Samenkanälchen **(Tubuli seminiferi)** liegen die so genannten Leydig-Zwischenzellen, die männliche **Sexualhormone (Androgene)** bilden. Der wichtigste Vertreter der Androgene ist das Testosteron. In den Körpergeweben entsteht aus Testosteron das aktive **Dihydrotestosteron.**

Nennen Sie mindestens vier Testosteronwirkungen.

14.5 Männliche Sexualhormone

1 **Fördert die Spermienreifung** (zusammen mit FSH)
2 **Fördert das Wachstums der männlichen Geschlechtsorgane** (z. B. Hoden- und Peniswachstum während der Pubertät)
3 **Fördert die Ausbildung der sekundären männlichen Geschlechtsmerkmale** (z. B. Stimmbruch, Bartwachstum, Körperbehaarung, Knochen- und Muskelwachstum)
4 **Fördert die Eiweißsynthese** (anabole Wirkung)
5 **Fördert die Blutbildung** *(Hämatopoese)*
6 **Stimulation des Geschlechtstriebs** (*Libido)*
7 **Mitbeteiligung an der Glatzenbildung** (im Alter)

Begriffserklärungen:

Androgene: Steroidhormone mit 19 C-Atomen, die die Entstehung männlicher Geschlechtsmerkmale fördern

Leydig-Zwischenzellen: spezielle, interstitielle (Interstitium= Zwischenzellraum des Bindegewebes) Zellen, die etwa 10 % des Hodenvolumens einnehmen und während der Embryonalzeit im Hoden auftreten

FSH: Follikel stimulierendes Hormon

14.6 Äußeres weibliches Genitale

Die äußeren **weiblichen Geschlechtsorgane (Pudendum femininum, Vulva)** bestehen aus den kleinen und großen Schamlippen, der Klitoris, dem Scheidenvorhof und den Vorhofdrüsen.

Ergänzen Sie die Abbildung mit den korrekten Beschriftungen.

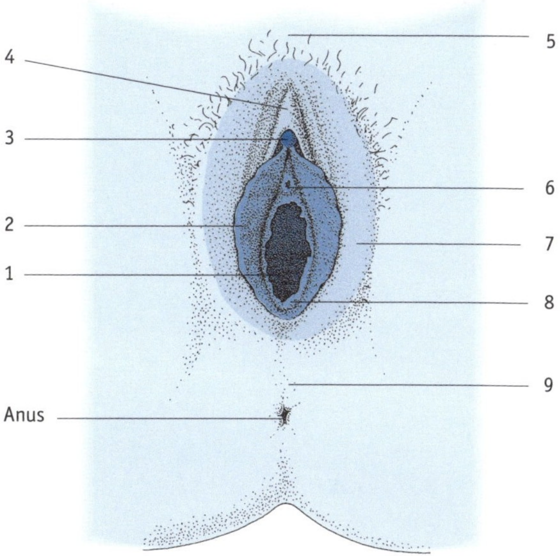

Abb. 14.3: Äußere weibliche Geschlechtsorgane.

14.6 Äußeres weibliches Genitale

!

1 **Scheidenöffnung (Introitus vaginae):** vorderer Eingang, der in den Scheidenvorhof mündet

2 **Kleine Schamlippen (Labia minora pudendi):** haarlose, dünne Hautfalten mit zahlreichen Talgdrüsen, die den Scheidenvorhof umschließen

3 **Klitoris (Clitoris):** bis zu 3 cm langer und erektiler Schwellkörper, dessen Schleimhaut reichlich mit sensiblen Nervenendigungen versorgt ist

4 **Vorhaut der Klitoris (Praeputium clitoridis):** Schleimhautfalte, die das Ende der Klitoris *(Glans clitoridis)* überzieht

5 **Venushügel, Schamberg (Mons pubis):** behaartes Hautareal oberhalb der großen Schamlippen, das durch die Einlagerung vom Fettgewebe in der Unterhaut *(Subcutis)* vorgewölbt ist

6 **Harnröhrenmündung (Ostium urethrae externum):** die weibliche Harnröhre *(Urethra feminina)* ist 2–4 cm lang und endet mit der äußeren Harnröhrenmündung in den Scheidenvorhof (ca. 2 cm hinter der Klitoris)

7 **Große Schamlippen (Labia majora pudendi):** pigmentierte Hautfalten, die die Schamspalte *(Rima pudendi)* begrenzen; enthalten Talg-, Schweiß- und Duftdrüsen

8 **Rest des Hymen (Carunculae hymenales):** an der Scheidenöffnung verbleibende Hautreste des Jungfernhäutchens

9 **Damm (Perineum):** Areal zwischen After *(Anus)* und Geschlechtsteilen *(Genitale)*, das in zwei weitere Regionen untergliedert wird *(Regio analis* und *Regio urogenitalis)*

14.7 Eierstöcke

Die beiden **Eierstöcke (Ovarien)** der Frau sind paarig angelegt und liegen an der seitlichen Wand des kleinen Beckens. Sie werden durch Bänder mit dem kleinen Becken und der **Gebärmutter (Uterus)** verbunden.

Ergänzen Sie die folgende Textpassage mit den unten stehenden Begriffen.

Die Ovarien sind mandelförmig, etwa 2–5 cm lang und 1 cm dick. Sie sind jeweils mit einem Band mit der ____________ und dem ____________ verbunden. Ihre Aufgabe ist neben der Bildung der ____________ die Bereitstellung von ____________.

befruchtungsfähigen Eizellen, seitlichen Beckenwand, Uterus, weiblichen Sexualhormone

14.7 Eierstöcke

Die Ovarien sind mandelförmig, etwa 2–5 cm lang und 1 cm dick. Sie sind jeweils mit einem Band mit der seitlichen Beckenwand und dem Uterus verbunden. Ihre Aufgabe ist neben der Bildung der weiblichen Sexualhormone die Bereitstellung von befruchtungsfähigen Eizellen.

Ergänzung:

Eierstock (Ovar): beherbergt von Geburt an etwa 1 Million Eizellen, die sich ab der Geschlechtsreife zu sprungreifen Zellen entwickeln und dann in den Eileiter abgegeben werden.

Innere weibliche Geschlechtsorgane: dazu gehören Eierstock, Eileiter (☞ K 174) sowie Uterus und Scheide, die im Becken liegen.

Eizellbildung (Oogenese): aus Ureizellen *(Oogonien)* wird durch Mitose und Reifeteilungen eine reife Eizelle *(Ovum)* gebildet, welche unmittelbar nach der Befruchtung ihre 2. Reifeteilung abschließt. Die Eizellbildung erfolgt nur in der Fetalzeit, so dass zu Beginn der Pubertät nur noch ½ Million Oozyten I. Ordnung vorhanden sind.

14 Genitalsystem

14.8 Eileiter

Der **Eileiter (Tuba uterina)** ist ein 8–20 cm langer Muskelschlauch, der mit einer fransigen, trichterförmigen Öffnung **(Ostium abdominale)** in die Bauchhöhle mündet.

Ergänzen Sie die folgende Textpassage mit den unten stehenden Begriffen.

Die paarig angelegten Eileiter liegen ____________ und ziehen beidseits vom oberen ____________ zu den ____________. Sie dienen der ____________ nach dem ____________ und dem ____________ der ____________ in Richtung Gebärmutter.

Aufnahme des Eis, befruchteten Eizelle, Eisprung, Eierstöcken, intraperitoneal, Transport, Uterusteil

14.8 Eileiter

Die paarig angelegten Eileiter liegen intraperitoneal und ziehen beidseits vom oberen Uterusteil zu den Eierstöcken. Sie dienen der Aufnahme des Eis nach dem Eisprung und dem Transport der befruchteten Eizelle in Richtung Gebärmutter.

Ergänzung:

Eileiter (Tube): der dem Uterus nahe gelegene Teil (medialer Abschnitt, *Isthmus tubae uterinae*) ist enger als der dem Ovar zugewandte Teil (lateraler Abschnitt, *Ampulla tubae uterinae*). Der laterale Abschnitt des Eileiters bildet das Eileiterende mit fransenförmigen Fortsätzen *(Fimbriae tubae),* die den Kontakt mit dem Ovar sichern. Ferner besteht die Wand der Eileiter aus einer stark gefältelten Schleimhaut (längs verlaufende Falten, *Plicae tubariae*) und einer dünnen Muskelschicht (glatte Muskulatur), die das Ei durch peristaltische Kontraktionen in Richtung Gebärmutter befördert.

14.9 Gebärmutter

Die **Gebärmutter (Uterus)** ist ein birnenförmiges, etwa 7–9 cm langes, muskelstarkes Hohlorgan im kleinen Becken, das zwischen Harnblase und Mastdarm liegt. Während der Schwangerschaft dient die Gebärmutter als Fruchthalter und beteiligt sich am Aufbau des Mutterkuchens **(Placenta).**

Nennen und erläutern Sie die einzelnen Abschnitte der Gebärmutter.

14.9 Gebärmutter

!

1 **Gebärmuttergrund (Fundus uteri):** oberer, kuppelförmiger Abschnitt des Gebärmutterkörpers, befindet sich zwischen den Eileitermündungen

2 **Gebärmutterhöhle (Cavitas uteri):** weist die Form eines auf die Spitze gestellten Dreiecks auf, das vom Gebärmutterkörper umschlossen wird

3 **Gebärmutterenge (Isthmus uteri):** bildet den Übergang zwischen Gebärmutterkörper und Gebärmutterhals

4 **Gebärmutterkörper (Corpus uteri):** oberer, breiterer Teil des Uterus, besteht aus kräftiger Muskulatur

5 **Gebärmutterhals (Cervix uteri):** unterer, schmalerer Teil des Uterus, besteht aus straffem Bindegewebe und glatter Muskulatur, die den Zervikalkanal *(Canalis cervicis uteri)* umgeben. Die Drüsen der Zervixschleimhaut bilden einen zähen Schleim, der die Gebärmutterhöhle wie einen Schleimpfropf verschließt und vor Keimen schützt

6 **Portio (Portio vaginalis cervicis):** der in die Scheide hineinragende und von Scheidenepithel umkleidete Abschnitt des Gebärmutterhalses

7 **Äußerer Muttermund (Ostium uteri externum):** nach unten schließt der Gebärmutterhals mit dem äußeren Muttermund ab (Öffnung der *Portio*)

Begriffserklärungen:

Placenta: scheibenförmiges Organ, das ab der 2. Woche der Embryonalentwicklung den Stoffaustausch zwischen kindlichem und mütterlichem Organismus ermöglicht.

14.10 Weibliche Sexualhormone

Die **Eierstöcke (Ovarien)** bilden die weiblichen Sexualhormone, die **Östrogene** (z. B. Östradiol) und das **Progesteron,** die vielfältige Wirkungen aufweisen.

Füllen Sie bitte die rechte Spalte der Tabelle aus.

Hormon	Wirkung
Östrogene	
Progesteron	

Tab. 14.1: Weibliche Sexualhormone.

14.10 Weibliche Sexualhormone

Hormon	Wirkung
Östrogene	Eireifung im Eierstock, Wiederaufbau der Gebärmutterschleimhaut nach der Menstruation
Progesteron	bereitet die Milchbildung in den Brüsten vor, unterstützt in der Frühschwangerschaft die Einnistung und das Wachstum des Embryos

Tab. 14.1: Weibliche Sexualhormone.

Ergänzung:

Gestagene: Hormone von Gelbkörper *(Corpus luteaum)* und Eierstock; wichtigstes Hormon (Steroidhormon) der Gestagene ist das Progesteron, das aus Cholesterin gebildet wird.

Sexualhormone: Östrogene fördern in der Pubertät die Ausprägung der primären und sekundären Geschlechtsmerkmale. Wirken auf das ZNS, beeinflussen Stimmung und Verhalten. Progesteron stellt die Gebärmutter in der Schwangerschaft ruhig und lässt den Zervixschleim zäher werden. Follikel-Stimulierendes-Hormon (FSH) induziert Reifung und Teilung (1. Reifeteilung) der Eizelle mit Anstieg zur Mitte des Zyklus. Luteinisierendes Hormon (LH) löst den Eisprung aus.

14.11 Menstruationszyklus

In dem Intervall zwischen dem Beginn der monatlichen Blutungen **(Menarche; 11. bis 15. Lebensjahr)** und ihrem Aufhören **(Menopause; 45. bis 50. Lebensjahr),** treten in der Gebärmutterschleimhaut periodische Veränderungen auf, die hormonell gesteuert werden.

Nennen und erläutern Sie die einzelnen Phasen des menstruellen Zyklus.

1 **Abstoßungsphase (Desquamationsphase: 1.–4. Tag):** eingeleitet durch starke Erweiterung der Blutgefäße sowie Blutungen ins umgebende Gewebe, die durch einen Anstieg des Östrogens hervorgerufen werden. Die Folge ist die Abstoßung *(Desquamation)* des *Stratum functionalis* (Funktionsschicht = oberflächliche Schicht auf der Innenseite der Gebärmutterschleimhaut), die durch den Ausfall des Progesterons verursacht wird. Gegen Ende der Regelblutung kommt es durch östrogenbedingte Aufbauvorgänge innerhalb der Funktionsschicht zum Sistieren der Blutung und zur Regeneration der Gebärmutterschleimhaut aus dem verbliebenen *Stratum basale* (Basalschicht = liegt unmittelbar unter der Funktionsschicht).

2 **Aufbauphase (Proliferationsphase: 5.–14. Tag):** dient (unter Östrogeneinfluss) dem Wiederaufbau der Funktionsschicht, um den 14. Zyklustag erfolgt der Eisprung *(Ovulation).*

3 **Gelbkörperphase (Lutealphase, Sekretionsphase: 15.–28. Tag):** die Drüsen der Gebärmutterschleimhaut *(Glandulae uterinae)* wachsen stark und erweitern ihr Lumen, das sich mit einem schleimigen Sekret füllt. Die Gebärmutterschleimhaut wird auf die Aufnahme der befruchteten Eizelle *(Implantation)* vorbereitet.

4 **Ischämiephase (ab dem 25. Tag):** kommt es nach einem Eisprung nicht zur Befruchtung der Eizelle *(Konzeption),* bildet sich der Gelbkörper zurück und stellt seine Progesteronproduktion ein. Dadurch sinkt die Durchblutung der Funktionsschicht stark ab und führt zu ihrem Absterben.

14.12 Weibliche Brust

Die weibliche **Brust (Mamma)** gehört zu den sekundären Geschlechtsmerkmalen. Sie entwickelt sich während der Pubertät unter dem Einfluss der Geschlechtshormone zur weiblichen **Brustdrüse (Glandula mammaria).**

Ergänzen Sie die Abbildung mit den korrekten Beschriftungen.

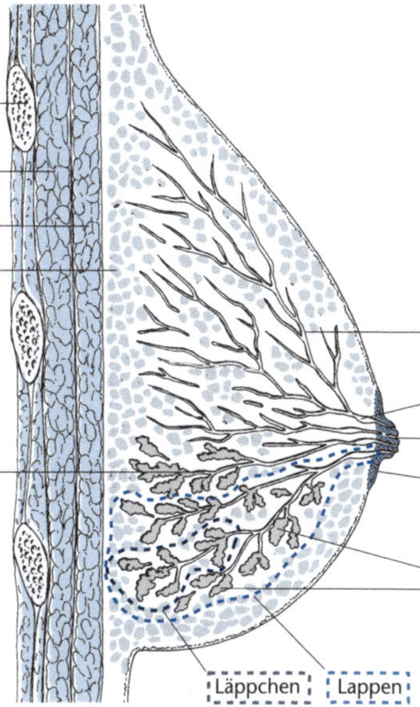

Abb. 14.4: Feinbau der weiblichen Brust.

14.12 Weibliche Brust

1 **Milchausführungsgang in Ruhe (Ductus lactifer colligens):** 2–4 cm langer Ausführungsgang, in dem vielfach verzweigte Milchgänge *(Ductus lactiferi)* münden

2 **Milchsäckchen (Sinus lactifer):** Erweiterung des Milchausführungsganges kurz vor der Mündung in die Spitze der Brustwarze

3 **Brustwarze (Papilla mammae):** von mehrschichtigem Plattenepithel bedecktes Areal, das stark pigmentiert ist und reichlich sensible Nervenendigungen sowie glatte Muskelzellen enthält

4 **Warzenhof (Areola mammae):** Hautareal, in dem Schweiß- und Talgdrüsen sowie apokrine Drüsen *(Glandulae areolares)* vorkommen. Das Sekret der apokrinen Drüsen dient der Anfeuchtung der Brustwarze

5 **Drüsenkörper bzw. Drüsengewebe der Brust (Glandula mammaria):** besteht aus verzweigten alveolären Einzeldrüsen, deren Funktion darin besteht, Milch für den Säugling zu bilden. Sie werden von dem umgebenden Bindegewebe umhüllt und durch Bindegewebsstränge in mehrere Drüsenlappen (15–20) gegliedert.

Ergänzung:

Vormilch (Kolostrum): die normale Tagesproduktion beider Brustdrüsen kurz nach der Geburt beträgt etwa 100 g täglich. Sie ist gelblich und enthält viele mütterliche Antikörper

Reife Muttermilch: die Menge beträgt ca. 500 g/Tag. Zusammensetzung: ca. 87 % Wasser, ca. 5 % Fett, ca. 7 % Kohlenhydrate, ca. 1 % Proteine. Außerdem Vitamine und Immunglobulin A.

15 Übersichtskarten

15.1 Übersicht über das menschliche Skelett

Ergänzen Sie die folgende Abbildung mit den korrekten Beschriftungen.

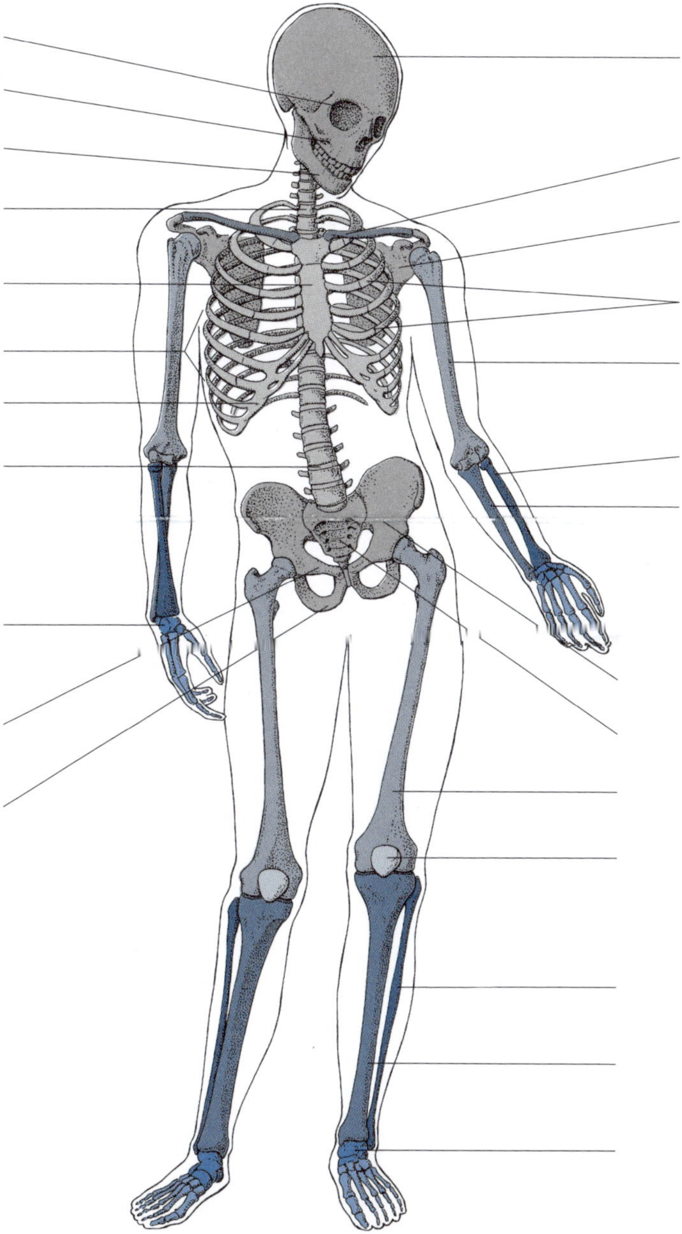

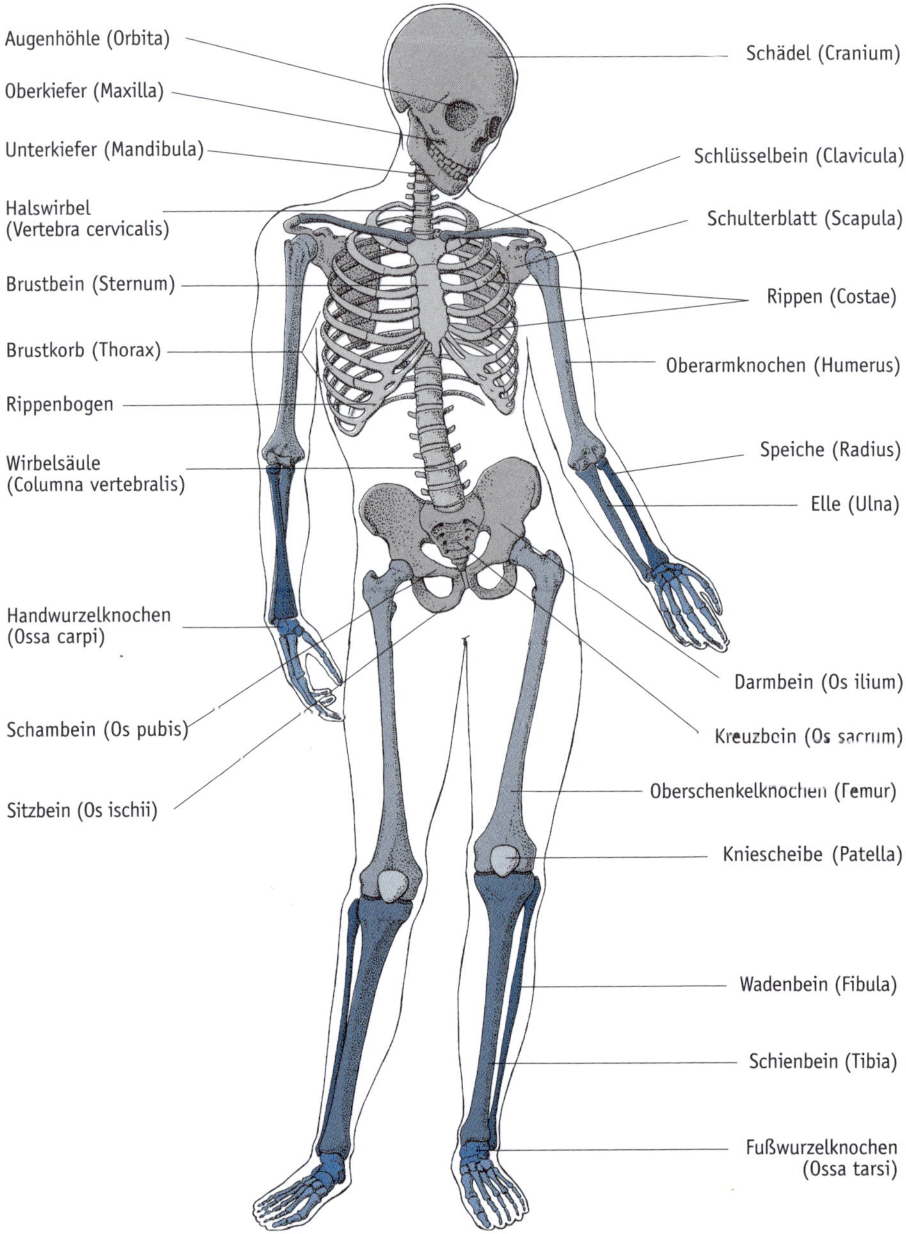
Augenhöhle (Orbita)
Oberkiefer (Maxilla)
Unterkiefer (Mandibula)
Halswirbel (Vertebra cervicalis)
Brustbein (Sternum)
Brustkorb (Thorax)
Rippenbogen
Wirbelsäule (Columna vertebralis)
Handwurzelknochen (Ossa carpi)
Schambein (Os pubis)
Sitzbein (Os ischii)
Schädel (Cranium)
Schlüsselbein (Clavicula)
Schulterblatt (Scapula)
Rippen (Costae)
Oberarmknochen (Humerus)
Speiche (Radius)
Elle (Ulna)
Darmbein (Os ilium)
Kreuzbein (Os sacrum)
Oberschenkelknochen (Femur)
Kniescheibe (Patella)
Wadenbein (Fibula)
Schienbein (Tibia)
Fußwurzelknochen (Ossa tarsi)

15.2 Wichtige Arterien in der Übersicht

Ergänzen Sie die folgende Abbildung mit den korrekten Beschriftungen.

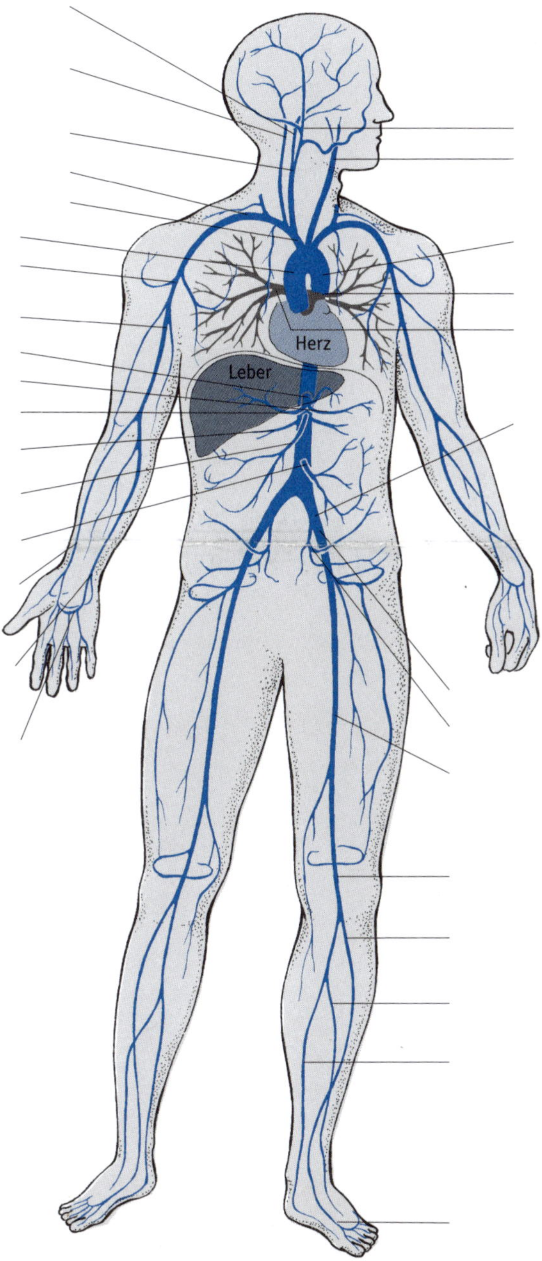

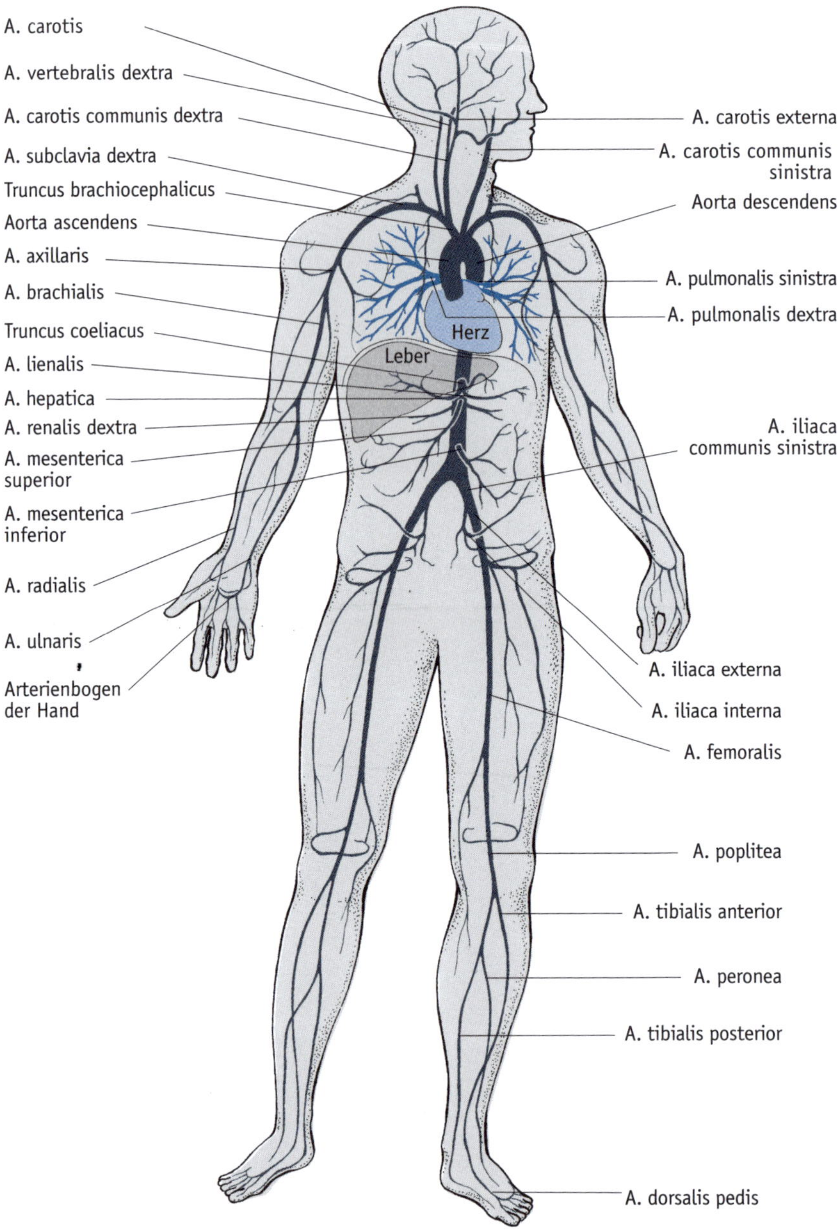
A. carotis
A. vertebralis dextra
A. carotis communis dextra
A. subclavia dextra
Truncus brachiocephalicus
Aorta ascendens
A. axillaris
A. brachialis
Truncus coeliacus
A. lienalis
A. hepatica
A. renalis dextra
A. mesenterica superior
A. mesenterica inferior
A. radialis
A. ulnaris
Arterienbogen der Hand
A. carotis externa
A. carotis communis sinistra
Aorta descendens
A. pulmonalis sinistra
A. pulmonalis dextra
Herz
Leber
A. iliaca communis sinistra
A. iliaca externa
A. iliaca interna
A. femoralis
A. poplitea
A. tibialis anterior
A. peronea
A. tibialis posterior
A. dorsalis pedis

15.3 Wichtige Venen in der Übersicht

Ergänzen Sie die folgende Abbildung mit den korrekten Beschriftungen.

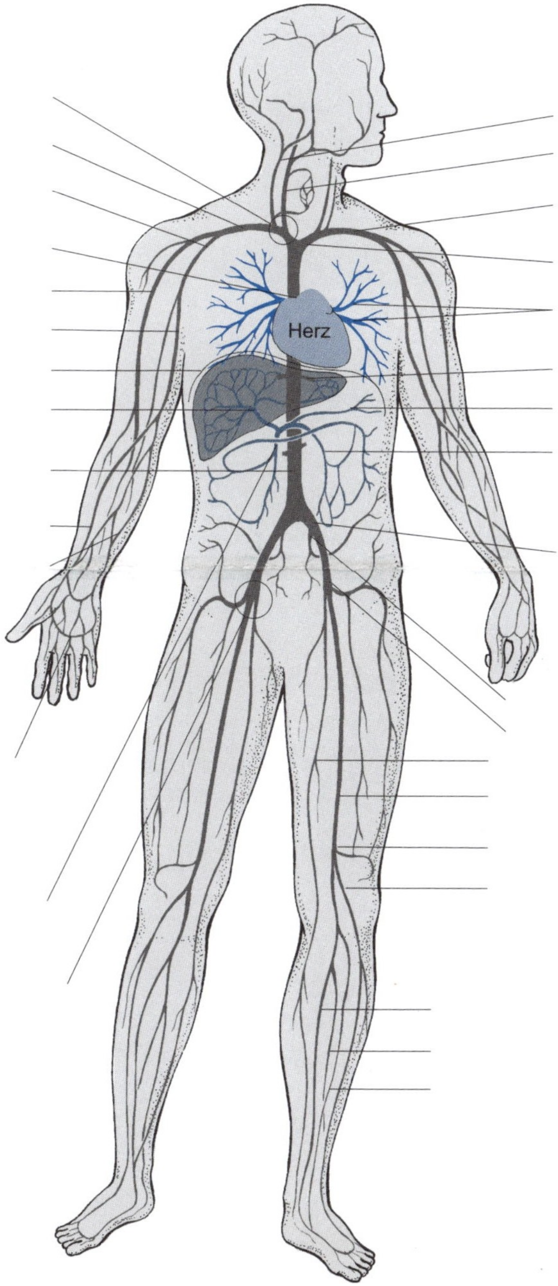

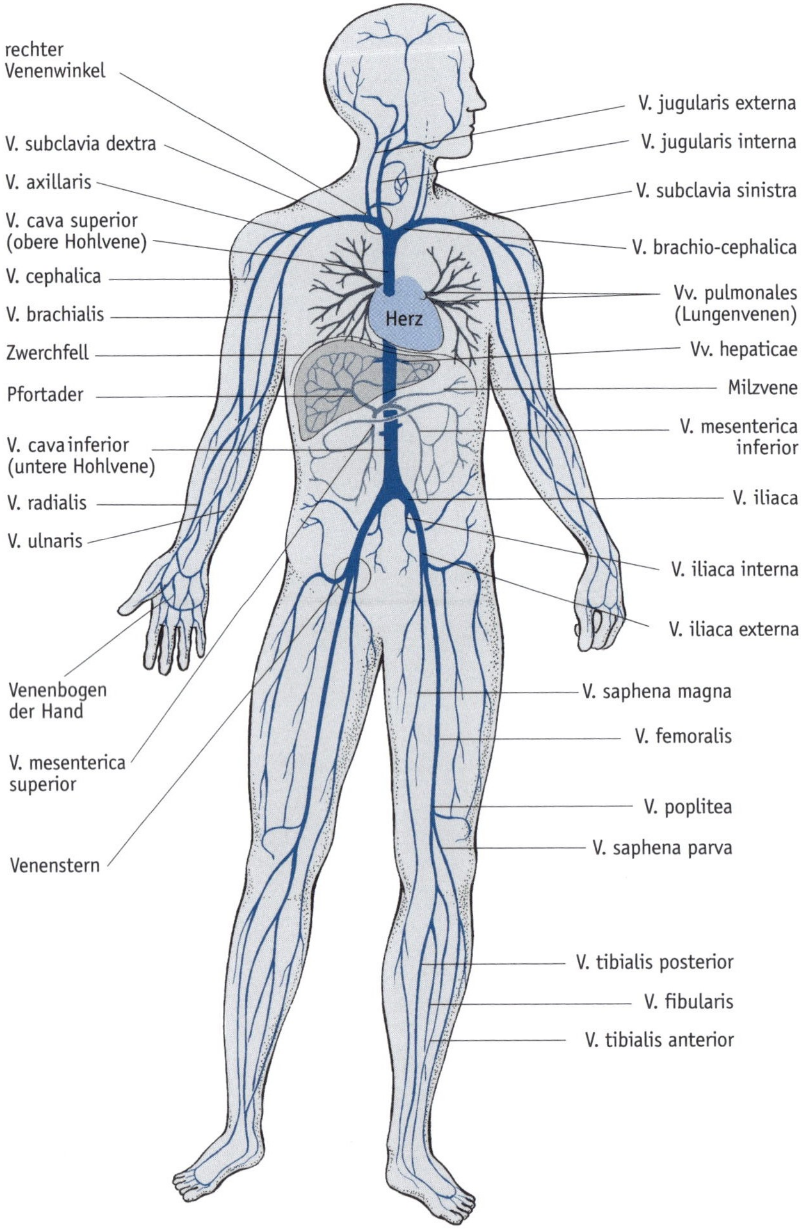
rechter
Venenwinkel
V. subclavia dextra
V. axillaris
V. cava superior
(obere Hohlvene)
V. cephalica
V. brachialis
Zwerchfell
Pfortader
V. cava inferior
(untere Hohlvene)
V. radialis
V. ulnaris
Venenbogen
der Hand
V. mesenterica
superior
Venenstern
V. jugularis externa
V. jugularis interna
V. subclavia sinistra
V. brachio-cephalica
Herz
Vv. pulmonales
(Lungenvenen)
Vv. hepaticae
Milzvene
V. mesenterica
inferior
V. iliaca
V. iliaca interna
V. iliaca externa
V. saphena magna
V. femoralis
V. poplitea
V. saphena parva
V. tibialis posterior
V. fibularis
V. tibialis anterior

15.4 Oberflächliche Skelettmuskulatur von vorn

Ergänzen Sie die folgende Abbildung mit den korrekten Beschriftungen.

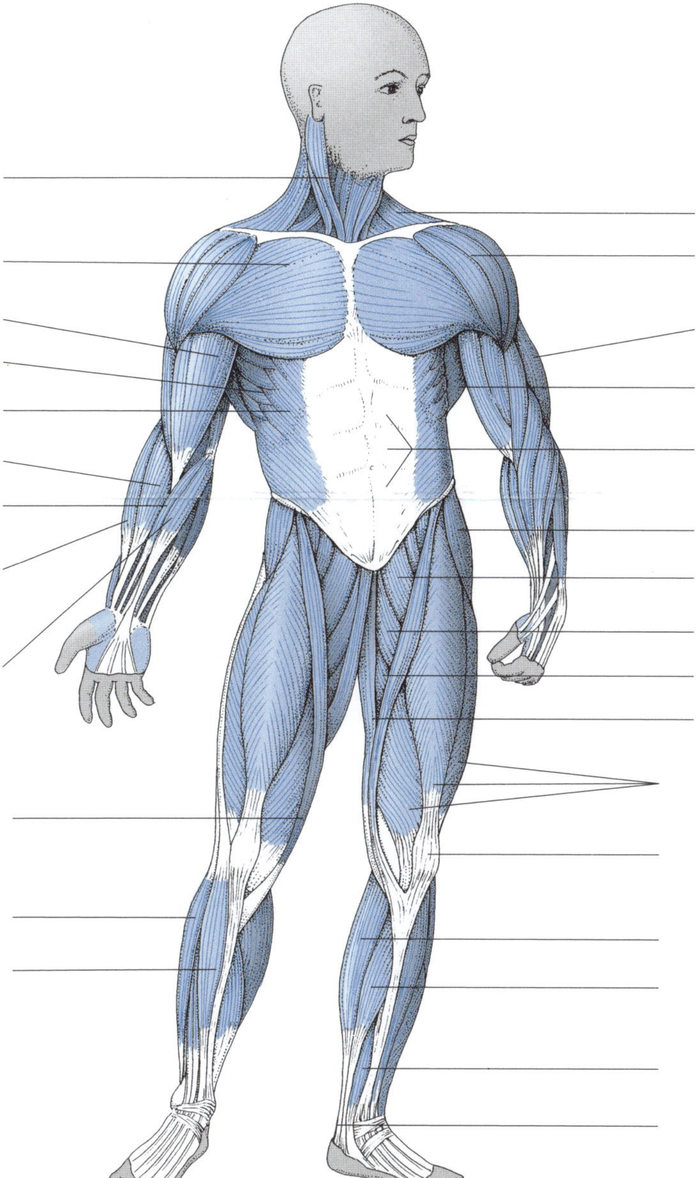

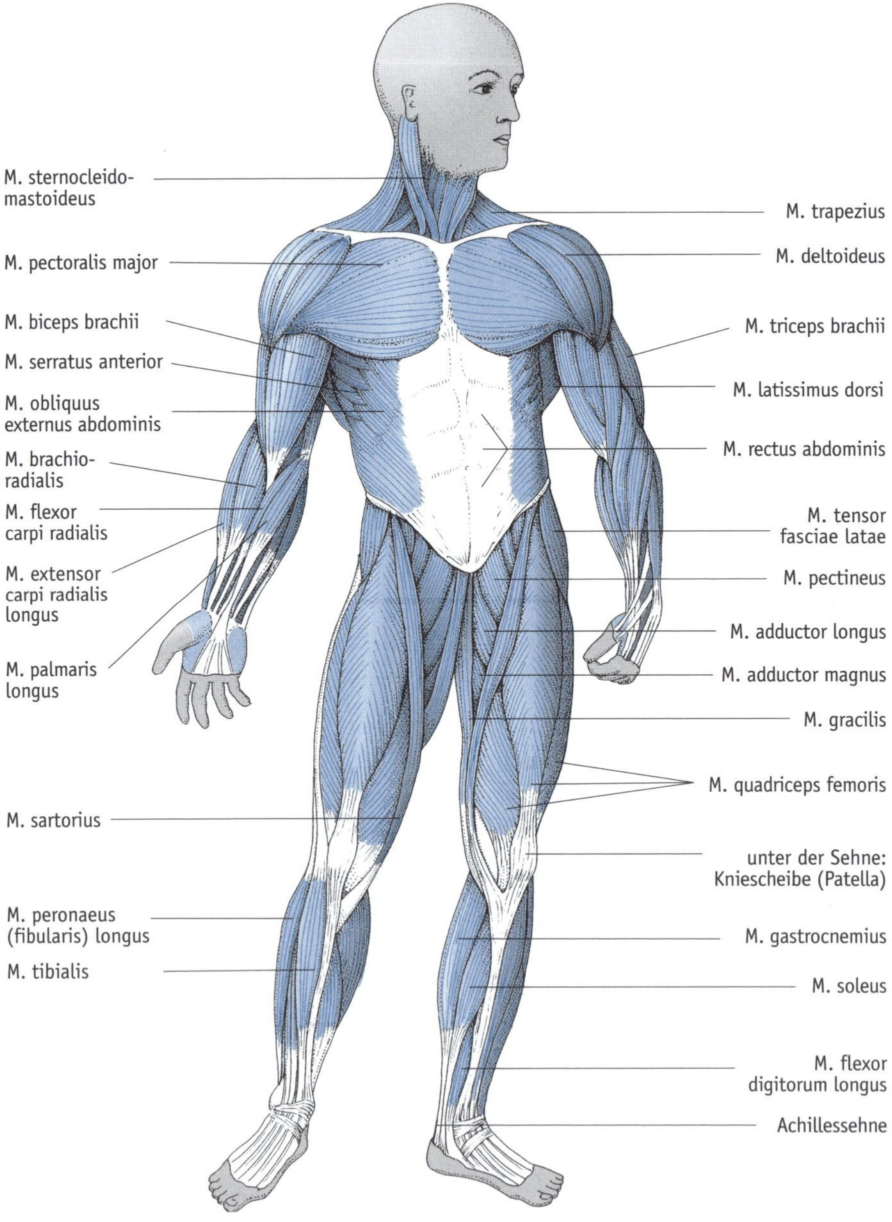
M. sternocleido-
mastoideus
M. pectoralis major
M. biceps brachii
M. serratus anterior
M. obliquus
externus abdominis
M. brachio-
radialis
M. flexor
carpi radialis
M. extensor
carpi radialis
longus
M. palmaris
longus
M. sartorius
M. peronaeus
(fibularis) longus
M. tibialis
M. trapezius
M. deltoideus
M. triceps brachii
M. latissimus dorsi
M. rectus abdominis
M. tensor
fasciae latae
M. pectineus
M. adductor longus
M. adductor magnus
M. gracilis
M. quadriceps femoris
unter der Sehne:
Kniescheibe (Patella)
M. gastrocnemius
M. soleus
M. flexor
digitorum longus
Achillessehne

15.5 Oberflächliche Skelettmuskulatur von hinten

Ergänzen Sie die folgende Abbildung mit den korrekten Beschriftungen.

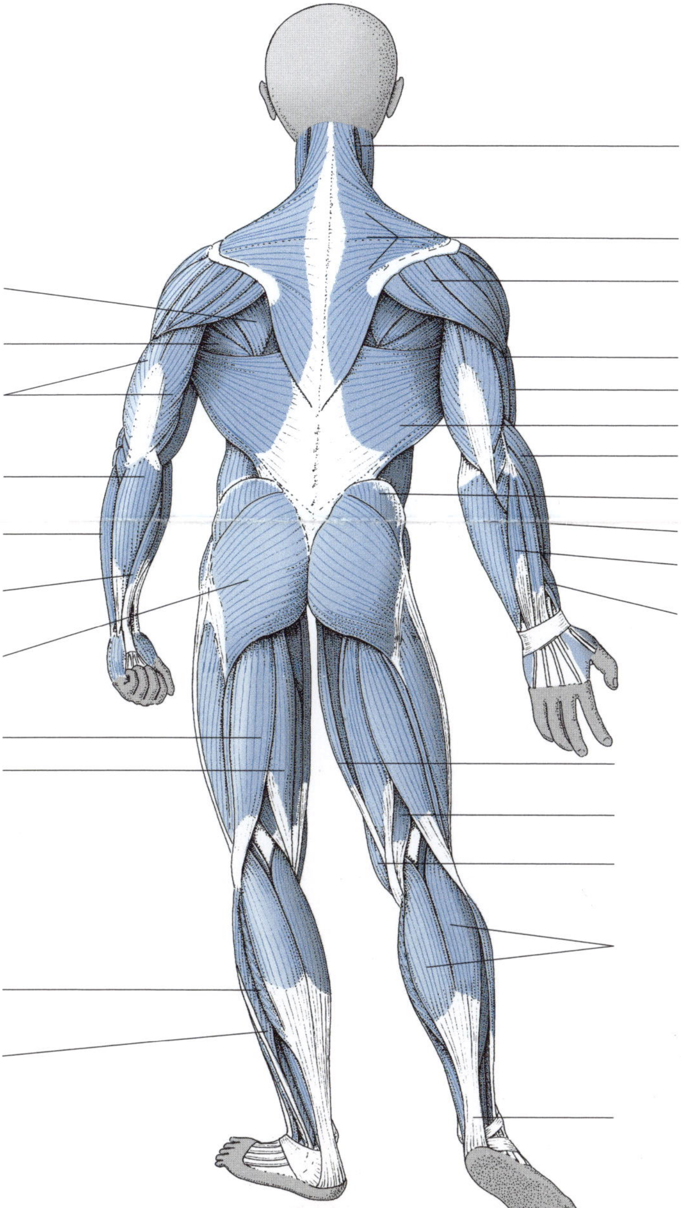

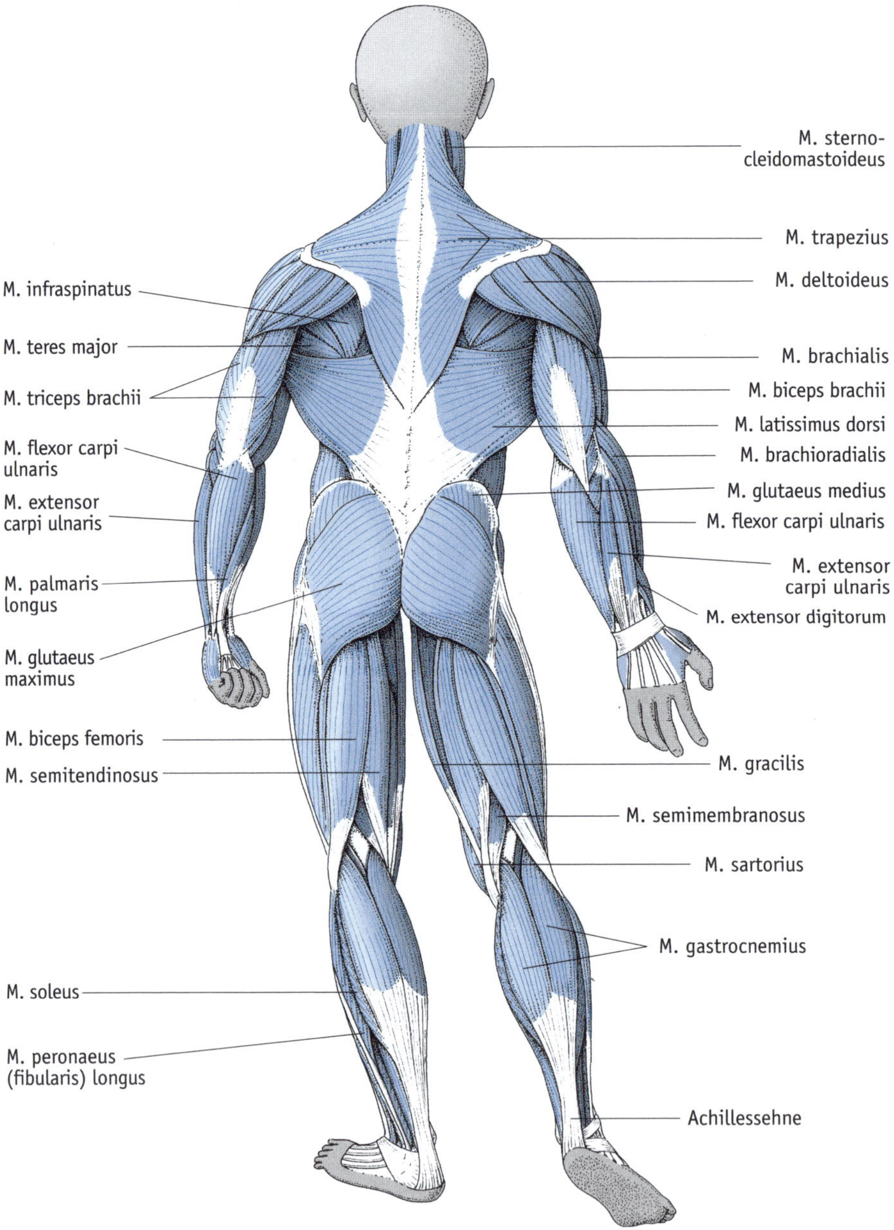
M. sterno-
cleidomastoideus
M. trapezius
M. deltoideus
M. infraspinatus
M. teres major
M. brachialis
M. biceps brachii
M. triceps brachii
M. latissimus dorsi
M. flexor carpi
ulnaris
M. brachioradialis
M. glutaeus medius
M. extensor
carpi ulnaris
M. flexor carpi ulnaris
M. extensor
carpi ulnaris
M. palmaris
longus
M. extensor digitorum
M. glutaeus
maximus
M. biceps femoris
M. semitendinosus
M. gracilis
M. semimembranosus
M. sartorius
M. gastrocnemius
M. soleus
M. peronaeus
(fibularis) longus
Achillessehne